眼视光医学科普经典译丛

斜视与弱视

Crossed & Lazy Eyes

皮拉尔·希门尼斯（Pilar Vergara Giménez） 著

量子云图翻译组 译

迷思、误解和真相

Myths, Misconceptions and Truths

人民卫生出版社

Translation from the English language edition:
Crossed & Lazy Eyes - Myths, Misconceptions and Truths, by Pilar Vergara
Published by Optometric Extension Program Foundation Inc.

图书在版编目(CIP)数据

斜视与弱视 /(西)皮拉尔·希门尼斯原著；量子云图翻译组译. —北京：人民卫生出版社，2019
(眼视光医学科普经典译丛)
ISBN 978-7-117-28051-8

Ⅰ. ①斜… Ⅱ. ①皮… ②量… Ⅲ. ①斜视－诊疗－普及读物②弱视－诊疗－普及读物 Ⅳ. ①R777.4-49

中国版本图书馆 CIP 数据核字(2019)第 024167 号

眼视光医学科普经典译丛
斜视与弱视

译　　者： 量子云图翻译组
出版发行： 人民卫生出版社（中继线 010-59780011）
地　　址： 北京市朝阳区潘家园南里 19 号
邮　　编： 100021
E - mail： pmph @ pmph.com
购书热线： 010-59787592　010-59787584　010-65264830
印　　刷： 北京顶佳世纪印刷有限公司
经　　销： 新华书店
开　　本： 889 × 1194　1/32　**印张：** 6
字　　数： 156 千字
版　　次： 2019 年 2 月第 1 版　2024 年 7 月第 1 版第 9 次印刷
标准书号： ISBN 978-7-117-28051-8
定　　价： 52.00 元
打击盗版举报电话：010-59787491　E-mail：WQ @ pmph.com
（凡属印装质量问题请与本社市场营销中心联系退换）

关于作者

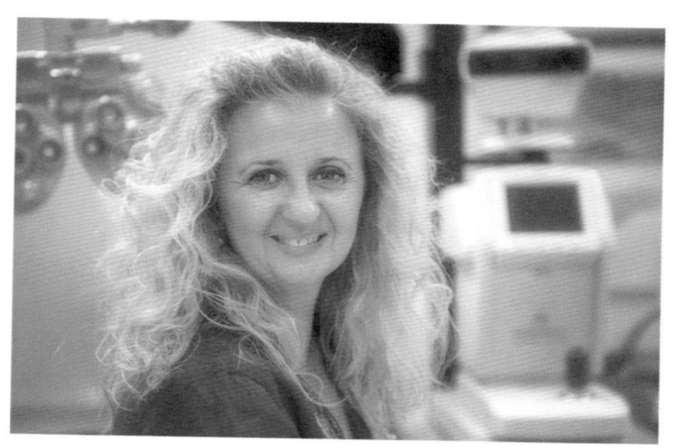

皮拉尔•希门尼斯于1968年生于西班牙阿尔瓦塞特。她分别于1989年和1994年，从马德里大学眼视光医学院和格拉纳达大学获得毕业证书。1993年，她从国际眼视光医学中心（COI）获得眼视光医学及视觉训练硕士学位，并在那里任教，一直工作到1996年。在COI担任教师期间，她主要讲授眼视光医学及视觉训练课程。

皮拉尔拥有25年临床经验，在这期间，她参加了大量在西班牙、美国举行的学术和临床研讨活动。她的医学研究和临床主要集中在视功能康复治疗领域。

在西班牙，皮拉尔是第一位成为美国COVD资深会员的眼视光医生，她也是第一位非美国国籍的COVD医学考试委员会委员。她出版的第一本有关视觉与学习困难的西班牙语书籍已被翻译成多国语言。她的工作主要集中在斜弱视治疗、脑损伤引起的视功能障碍，以及学习困难相关的视功能障碍。

2014 年 9 月，皮拉尔·希门尼斯被美国 OEPF 基金会授予著名的阿尔芒·巴斯蒂奖，以表彰她 25 年来在全球推广眼视光医学所做的贡献。

她是路易斯·米格尔的妻子，也是两个美丽的孩子——娜塔莉和罗德里的好妈妈。

量子云图翻译组

（以姓氏笔画为序）

于旭东　温州医科大学附属眼视光医院

王　雪　中国康复研究中心

王秀华　吉林市儿童医院

王启明　华中科技大学同济医学院附属协和医院

王昆明　首都医科大学附属北京同仁医院

牛兰俊　北京大学人民医院

刘　娜　中国康复研究中心

刘陇黔　四川大学华西医院

江文姗　中国人民解放军中部战区总医院

江洋琳　天津市眼科医院

李巧娴　北京大学第一医院

李劲嵘　中山大学中山眼科中心

杨隆艳　吉林大学第二医院

杨慧玲　湖南省儿童医院

肖　林　首都医科大学附属北京世纪坛医院

肖满意　中南大学湘雅二医院

吴来伟　惠州市中心人民医院

汪育文　温州医科大学附属眼视光医院

张清生　濮阳市眼科医院

郑佩杰　北京量子云图近视弱视预防治疗研究有限公司
赵武令　青岛圣爱眼科
陶丽娟　湖南省儿童医院
梁斗立　哈尔滨市儿童医院
韩惠芳　河北省眼科医院
曾俊文　中山大学中山眼科中心

序

“斜视和弱视治疗没有年龄限制，大脑神经可塑性终身存在。”

“弱视弃用全天遮盖的治疗效果会更好，而且不会发生视力回退。”

“斜视与弱视的根源在大脑，是大脑双眼视功能发育失败的结果。”

“弱视治疗的关键是帮助大脑建立双眼视功能，全天遮盖与此背道而驰。”

“多数斜视患者通过非手术治疗就可以矫正眼位并建立双眼视功能。”

“斜视治疗的关键是训练大脑学会正确控制双眼肌肉运动。”

“手术无法解决斜视根源，最多只能解决外观问题。”

……

以上都是书中论述。大约1年前，我第一次读到这些内容，既震惊万分，又激动不已。震惊的是，这些论述太“离经叛道”，与国内斜弱视治疗现状格格不入。激动是因为，如果这些内容正确，我很清楚，对国内数千万斜弱视患者，意味着什么……

经过半年查阅资料、反复研究、引进设备、与国外多次沟通……去年9月，我们开始与北京的一些医院合作，按照书中的方法，对一些长期没有治疗效果的斜弱视患者进行视觉训练，结果竟然好得让人不敢相信。

“时某，7岁，女，北京患者，4岁时发现左眼弱视，小角度内斜，伴有抑制，远视200度，矫正视力0.5，没有立体视，右眼正常，眼罩遮盖2年多，没有效果。家长报告有学习困难，写作业经常出现丢字落字，看书串行。去年9月开始视觉训练，4个月后，视力提高到 1.0，立体视 20″，学习困难症状消失。这是治愈的第一位患者。”

“刘某，10 岁，男，北京患者，6 岁时发现左眼弱视，远视 425 度，矫正视力 0.4，立体视 400″，右眼正常，治疗 4 年，包括遮盖、串珠子、治疗仪等，没有效果。去年 12 月开始视觉训练，2 个月后，矫正视力提高到 0.7，立体视 40″，家长对结果很满意，目前训练仍在进行。”

“王某，6 岁，女，温州患者，出生时难产缺氧，没有哭声，出生后 9 个月，无法抬起脖子，认知功能差，有听力障碍，一直配戴助听器。双眼近视性弱视，矫正视力均为 0.2，右眼近视 625 度，左眼近视 450 度，没有立体视，温州当地治疗无效，去年年中专程来北京治疗，没有改善。去年 10 月开始视觉训练，4 个月后，左右眼矫正视力均提高到 0.6，立体视 100″，认知功能改善，家长非常惊喜，目前训练仍在进行。”

“魏某，29 岁，男，保定患者，6 岁发现远视，验配眼镜，一直不清楚自己患有弱视，直到 3 年前医生告知已错过治疗年龄，双眼高度远视性弱视，右眼远视 575 度，左眼远视 600 度，矫正视力均为 0.5，没有立体视，曾针灸治疗、使用弱视治疗仪，没有效果。去年 11 月开始进行视觉训练，3 个月后，双眼矫正视力均提高到 1.0，立体视 25″，目前训练仍在进行。”

……

以上只是部分病例。目前，总共已有超过 300 名患者从中受益。

多数统计显示，斜弱视患者占人口比例在 3%～5%。这意味着国内有至少 4000 万斜弱视患者。虽然患者数量众多，可他们面临的现状是成人弱视患者被遗弃，儿童弱视患者只能全天遮盖眼睛，斜视患者只能手术。

有句俗话叫“三十年河东，三十年河西”。一方面，在斜弱视治疗领域，死水微澜，今天和30年前相比，看不出有什么变化。可另一方面，这30年来，我们国家在各个领域风起云涌，波澜壮阔，变化何止是河东与河西的差别。

30年前，我还在读大三，记得当时老师说，谁要是发表一篇SCI论文，马上就可以当上系主任。今天，我们国家的科技论文数量世界排名已遥遥领先。

30年前，我们整个国家的汽车产量比不上日本一家企业。今天，我国汽车年产销量蝉联全球第一。

30年前，我国第一条高速公路刚刚通车。今天，我国高速公路通车里程居世界第一。

30年前，我们国家没有几个人知道高铁是什么，而日本的第一条高铁已经在1964年东京奥运会时通车。今天，全球70%的高铁在中国。

30年前，全球超级计算机500强排名没有中国的影子。今天，全球超级计算机500强40%在中国，而且包揽了冠亚军。

……

30年的发展，让我们在很多尖端领域，如无人机、量子通讯、5G网络、纳米材料、太阳能发电、基因测序……已居世界领先水平。技术进步的光芒照耀在社会的每个角落……

手机支付，正让我们进入无现金社会。

无人商店，已经出现在城市街道。

人脸识别，乘坐高铁刷脸即可进站，只需3秒。

人工智能，让城市拥有大脑，缓解交通拥堵。

即使最传统的农业，都在使用无人机拍摄和图像识别技术计算万亩苹果园里苹果花的数量，以此预测苹果产量，以便安排后续包装、仓储、运输、销售，甚至还可将其作为苹果期货价格依据。

……

可斜弱视治疗，就像是平行宇宙里的小世界，被隔绝在社会进步之外。30 年过去了，成人患者照样被遗弃；家长同样被医生告知孩子已经过了治疗期而悲痛欲绝；孩子还是因为戴眼罩被嘲笑、被欺负，造成终身的心理阴影；斜视照样只能手术，孩子年幼就要做全身麻醉大手术，父母是何等揪心……

这些本不应该发生，我们希望，这种状况能够改变；希望更新、更有效的治疗方法能够普及；希望数量众多的斜弱视患者能从视觉训练中受益。希望这本书的出版能播下改变的种子，成为斜弱视治疗领域进步的开始。

最后，感谢本书作者——皮拉尔·希门尼斯医生，谢谢你为普及斜弱视知识所做的宝贵贡献，而且为中文版做了大量宣传工作。

感谢参与本书翻译的医生与专家，他们利用业余时间，自愿参与了本书翻译，没有收取任何费用。

联系邮件：vtar8689@163.com

陈文明

北京量子云图近视弱视预防治疗研究有限公司

原 著 序

2012 年，在西班牙马略卡岛举办的 SIODEC 国际会议上，我第一次遇见皮拉尔•希门尼斯。她是我的翻译，负责将我的演讲翻译成西班牙语。我们在演讲前共进晚餐，一起讨论了我演讲的一些内容。从她的言辞中，我感受到，皮拉尔是一位聪明、富有创意、经验丰富且充满同情心的眼视光医生。我们都存在同样的困惑和沮丧：为什么要花费如此长的时间才能让公众了解视觉训练对斜弱视治疗的巨大好处？

我从小患有斜视，直到 47 岁才开始了解视觉训练。小时候，我做过三次斜视手术。手术后，我的眼睛外观看起来已经没有斜视，但是手术并没有改善我的视觉状况。我的眼睛聚焦很不稳定，没有立体视，双眼看到的世界就像一个平面。终于，在我 40 岁时，视力开始变得越来越糟。于是我咨询了社区的眼视光医生，他建议我去找特丽萨•鲁杰罗医生进行全面的视功能检查。

鲁杰罗医生完全改变了我的生活。我学会了如何让双眼稳定聚焦，我的视力有了彻底改善。世界开始以立体的形式展现在我面前，眼中的世界变得圆融、宽广、深远、清晰、条理分明。最让我吃惊的是，我看到了物体之间的空间。这些变化不仅使世界显得更加美丽，而且有各种各样的实际好处。我的阅读速度变快；我能从容应对嘈杂的环境；我开车的自信心增强了。虽然，我本人从事神经科学教育与研究，对大脑神经可塑性有专业认识，但是直到有了视觉训练的亲身体验我才认识到成人大脑的可塑性是如此之强。视觉训练效果如此之好，为什么小时候没有医生推荐呢？为什么我花费了将近半个世纪的时间才接触到视觉训练？

眼视光医学对斜弱视的治疗理念与模式与传统眼科有本质的区别。多年来，人们一直认为两只眼睛接收到的大脑信号完全相同，所以如果双眼不能协同工作，那么一定是眼睛肌肉有问题。以此推理，斜弱视的病因也就肯定在眼部肌肉。但事实并非如此，斜弱视的根源在于大脑没有以正常的方式让双眼协同工作，而是让两只眼睛各自独立工作。因此，斜弱视治疗的关键是让患者大脑恢复双眼协同工作的能力。这正是眼视光医学对斜弱视的治疗理念。

在这本书里，作者让家长看到了斜弱视儿童眼中的世界。书中用通俗的语言讨论了斜弱视的病因，斜弱视对患者心理、学习及日常生活的影响。作者详细解释了斜弱视的不同治疗方案，从传统眼科的方法，如遮盖和手术，到更新、更有效的治疗方法，如配镜、压抑膜和视觉训练。书中的观点已得到大量科学研究的支持和证实，有兴趣的读者可查阅参考文献。作者有 25 年的临床经验，治愈过大量斜弱视患者，参加了世界各地斜弱视研究项目。以这些经验为基础，作者告诉斜弱视患者，无论是儿童还是成人，斜弱视真的可以治愈，患者可以看到一个更好、更美丽的世界。

苏珊•巴里博士

美国曼荷莲女子学院生物与神经科学教授

《斜视康复之路》一书作者

致　谢

致谢很难写，因为我不想漏掉任何人，我想说的话太多，以至于言语无法传达我的感激之情。不过，我会尽我所能，如果我无意间忽略了一些人，请允许我提前致歉。致谢人员不是按照特定顺序排列的，因为每一个将要致谢的人都是拼图的一部分，没有他们，拼图就不完整。

我要感谢所有分享了病例研究的眼视光医生以及那些勇敢地与世界分享他们的故事的患者和家长。他们的分享让世界各地的患者有机会从更新、更有效的斜弱视治疗方法中受益。非常感谢马克•陶布医生，他帮助组织收集了来自美国的病例。

特别感谢卡洛斯•霍卡约，他编辑了我的前一本书和这本书。即使这本书的写作出现意外延迟，他仍表现出极大的耐心和理解。他的工作非常出色，把我的想法变成了现实。

感谢我亲爱的老朋友，希内斯•桑切斯，他是一名了不起的摄影师，感谢你拍摄的所有照片以及你的付出。

感谢安娜•马丁内帮忙宣传我的作品，靠我自己肯定无法完成这项工作。我还要感谢卡拉•桑切斯、埃夫仁•卡斯特、安娜•加西亚、玛丽亚•洛佩斯和卢茨朗提供的帮助。特别感谢伦纳德•普雷斯医生的审阅以及非常有益的建议，能与你合作是我的荣幸。

我必须感谢玛丽亚•伊斯基。她是一名博学的老师，1993 年，她在国际眼视光医学中心（COI）教授硕士课程，让我第一次了解到斜弱视知识。

感谢洛杉矶的唐纳德•盖特兹和格特•埃廷医生。20 年前，他们允许我在他们的医院进修，这奠定了我在斜弱视治疗方面的基础。现在我终于理解，他们多年前就已拥有的斜弱视知识是多么令人震惊。

2013 年夏天，我有幸在巴西的一次会议上，第二次见到苏珊•巴里博士，我们一起度过了一个难忘的假期。旅行中，我和她讨论了我的这项工作，她慷慨地提出要给予帮助。苏珊贡献了一份非常有价值的参考书目，她也欣然接受邀请，为本书写下序言。此外，她的建议让这本书更加完善。我无法表达我的感激，能够和她一起工作，我感到非常荣幸。谢谢苏珊的帮助，也谢谢你在帮助世界各地的患者改善视力上所做的贡献。

感谢我的母亲皮拉尔、我的兄弟阿韦拉、我的两个姐妹迈马和罗西奥，还有我亲爱的表妹卡门，感谢你们的支持和无私的爱。也感谢这些出色的医疗团队成员，他们在阿尔瓦塞特的医院帮助了尽可能多的患者。

特别感谢我美丽的美国姐妹琳达•萨内特，她将这本书从西班牙语翻译成英语。没有你，就不会有这本书的诞生。从本书开始写作到最终出版的 4 年里，你一直无私地支持我。我掌握的许多视觉训练知识源自你的教导。谢谢你给予的体贴、支持和关爱。

我不知道该如何开始感谢名单里的这个人，我的导师，我的朋友，我的“父亲”，罗伯特•萨内特。我们在 1991 年第一次见面，然后在 1993 年重新取得联系。西班牙阿尔瓦塞特和美国圣地亚哥之间的遥远距离多次将我们分开，但距离无法阻挡我们的专业分享和友情交流。没有罗伯特，就不会有今天的我。无论是职业发展还是个人成长，罗伯特给予了我无比宝贵的专业知识和人生经验。

当我告诉罗伯特想写这本书时，他的第一反应是，写一本书挑战传统治疗方法难度很大，也很疯狂。他建议我在开始之前认真思考。我告诉他，在知道存在更好、更有效的治疗方法后，我不想继续看到过时、效果存疑的治疗方法仍被广泛使用。我说："既然总要有人来做，不如现在就开始。"罗伯特了解我的性格，了解我的固执与坚持，他握住我的手说："我会无条件地支持你完成这本书，让我们开始吧……"

罗伯特提供的支持让我获益匪浅！在整个过程中，他一直在我身边，帮助纠正错误，协助查阅文献，把杂乱的想法变成文字。

由衷地感谢罗伯特，我爱你！你的人生目标是帮助 100 万患者。在过去的 35 年中，你在临床研讨会上孜孜不倦、慷慨分享你的知识，教授了世界各地数以千计的眼视光医生，你肯定已经做到了这一点。你为这本书花费的无数时间肯定会使更多的人获益。

从我开始写这本书，到现在已经 4 年。在 4 年异常繁忙和杂乱的时光里，我的生活发生了许多事情，导致这本书被多次延迟。最令我难过的是亲人去世，让我的心都碎了。对我来说，人生只剩下了一种生活方式：在身边人的支持下，全心全意去做好一件事情。在过去的 25 年里，我生活中最重要的事情就是拥有了一位美好的生活伴侣，我的丈夫路易斯•米格尔，我一直非常幸运地和他生活在一起。我认为是上帝和宇宙让他在 1987 年进入我的人生之旅。没有我亲爱的路易斯，我就不可能取得现在的成就。路易斯无私的关爱、友谊和支持，是我人生中难能可贵的礼物。因此，路易斯和我两个美丽的孩子，娜塔莉和罗德里，我已经从你们身上"偷"了太多时间以使这本书得以出版，衷心地感谢你们。

感谢琳达•萨内特将这本书翻译成英语，感谢保罗•哈里斯和罗伯特•萨内特在编辑方面提供的帮助，还要感谢 OEPF 基金会的支持让这本书得以出版。

现在，我希望所有读过这本书的人以及那些认同本书理念的斜弱视患者，将这本书中的信息传播给尽可能多的人。

皮拉尔•希门尼斯

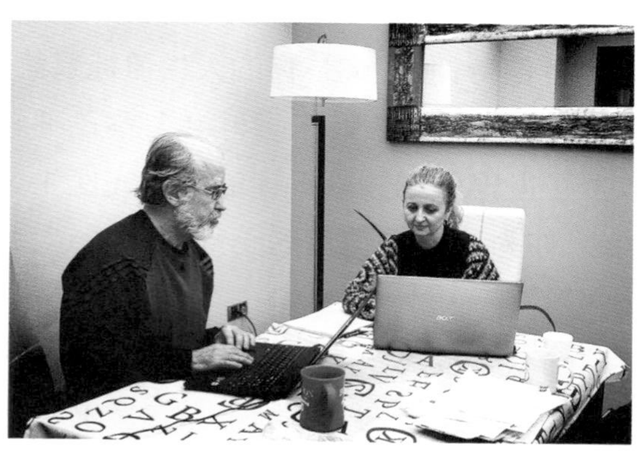

和罗伯特一起讨论书

献　词

献给我的父亲，阿韦拉多•维加拉。

他教会我永不放弃，永不退缩，

教导我追求梦想，努力去实现梦想。

我还想把此书献给许许多多的斜弱视患者，直到今天，过时、疗效存疑的治疗方法仍在广泛使用，他们遭受了很多不必要的身体和心理创伤。

目　录

引 言

“人生有两种基本选择：接受现实，或者改变现实。”

——丹尼斯•韦特利

我第一本书出版后，公众了解了学习困难与视功能障碍的关系。现在，我有一个强烈愿望，让公众对斜弱视也能有相同了解。我想这么做是因为，虽然斜弱视患者数量众多，但对斜弱视治疗的最新方法，普通大众仍然无法准确获悉并及时掌握。

纵观人类发展历史，就是一个“旧思想”不断被“新理念”取代的过程，在这些进步中，有人为此付出了自由，甚至生命的代价。

伽利略被定罪，被终生软禁在家中，因为他反对“地球是宇宙中心”这个“真理”。匈牙利医生赛梅维什被嘲笑，甚至被送到收容所，因为他认为“产科医生给孕妇接生前应该洗手”。尽管各项研究证明，接生前洗手可以将孕妇死亡率降低到 1% 以下，但赛梅维什的意见与当时主流医学观点相抵触，他也就被当时的主流医学界所不容。他的理论花费了很多年才得到普遍承认，这是在巴斯德和李斯特发现细菌后的事情了。

改变旧观点需要时间，就像伽利略、赛梅维什以及许许多多反对旧思想的人所经历的一样。但正因为如此，我们才更需要大声讲出“新观点”。

我写这本书，是想澄清斜弱视的概念，纠正治疗误区，并在此基础上，提供经过充分科学证明的观点和理念。大脑神经科学领域的许多最新进展，使我们能够更深入地理解斜弱视的根本原因。反过来，这也为更新、更有效的斜弱视治疗方法提供了理论依据。虽然我可能会受到一些保守派的抨击，但希望我最终不会像伽利略一样被软禁在家里，或者像赛梅维一样被送到收容所。

这本书的目的，是分享眼视光领域前沿知识，向患者、家长和专业人士介绍斜弱视治疗的最新方法，不要再让患者家长听到“孩子已经过了有效治疗期”，也让成人患者不再绝望。

在这本书中，我将讨论“斜弱视治疗没有年龄限制”这一新观点的科学证据。我还将证明，斜弱视最常见的治疗方法：遮盖和手术，既不是唯一，也不是最有效的治疗手段。

这本书的主要读者是普通大众，语言简单易懂，可以帮助患者和家长充分理解斜弱视的病因以及更新、更有效的治疗方法。书中的所有陈述和结论都有充分的科学研究证据支持。对学术研究有兴趣的读者，可查阅附录所列的 200 多篇参考文献。

尽管有传统观念的阻碍和干扰，但世界各地仍有越来越多的医生在使用本书介绍的斜弱视治疗方法，无数斜弱视患者已经从最新的治疗方法中受益。

我希望，通过澄清概念和纠正误解，会有更多患者能够从这些更新、更有效的治疗方案中受益。

皮拉尔•希门尼斯

于西班牙阿尔瓦塞特

第一章

视力和视觉的区别

这一章内容来自我之前写的一本书——《为什么聪明的孩子却表现不好?》。首先,这里需要澄清一个概念,每当和别人谈起我的工作,我都会发现,大部分人对视觉系统并不了解。通常他们都会以为,视觉系统好就是看得清楚,而视觉系统不好就是看不清楚,但实际情况并非如此。

事实上,视觉系统非常复杂、有趣。

视力不等于视觉,视力只是视觉系统的部分功能。

我们说视力为 1.0,意思是人站在 5 米远的地方,能看清 1.0 的视标。但如果因此认为,只要孩子视力达到 1.0 就拥有完美视觉,那就有问题了,因为这混淆了视力与视觉的概念。

常规眼科检查忽略了很多重要内容,比如眼球运动控制、双眼协调、聚焦能力、视觉认知功能(视觉记忆、手眼协调、视觉辨识等)、视觉色彩、视野范围、周边视觉等。因此,当一个人视力为 0.6,并不一定意味着他的视觉功能有问题,可能只是视力低一些而已。

在现实中,视力好并不代表视觉一定就好,有时它们的关系甚至相反。在我的诊所,很多视觉功能严重受损的孩子的视力都可以达到甚至超过 1.0 的标准。正因为他们视力没有问题,所以在传统眼科检查中,这些孩子视功能问题很容易被忽略。

视力和眼睛本身有关,而视觉则反映了眼睛和大脑的关系。我们生来就有视力,而视觉则需要后天学习获得。

我们出生后，视功能依次发育成熟。通过视觉检查，我们可以发现视功能发育是否存在问题。

视觉不仅是能看清1.0视标。
我们定义视觉为不同视功能之和，
使我们可以识别、解读、理解视觉信息，并做出反应。

第二章

双眼优于单眼吗？

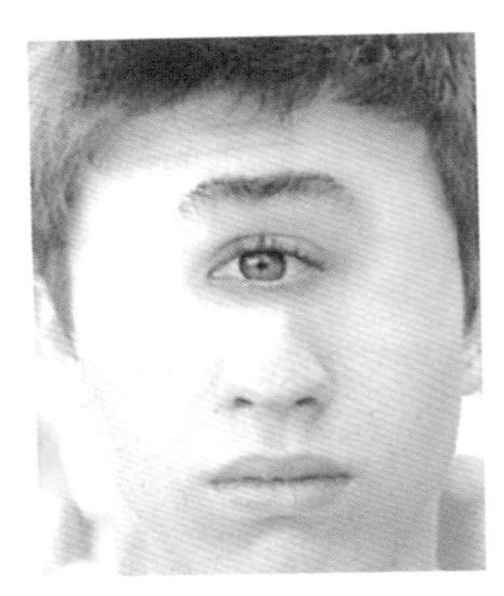

图 1　如果人只有一只眼睛

问题：双眼与单眼看到的世界相同吗？

答案：当然不同！

如果双眼与单眼看到的世界相同，那么，我们生来就应该只有一只眼睛，而不是两只，这样配眼镜更便宜，早上化妆还能省不少时间。

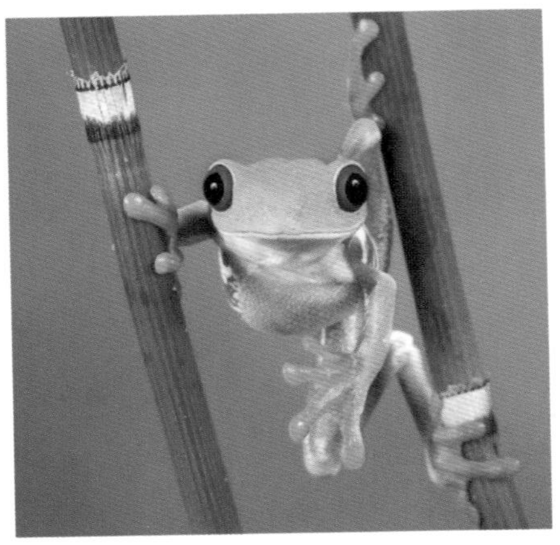

图 2　眼睛在头部两侧

人可以只有一个肺或者一个肾吗？当然可以，只有一个器官时，我们仍能存活，但无法充分发挥身体潜能。当我们有两个肺和两个肾时，身体功能就可以高效运行。

双眼长在前面，
让我们拥有了双眼视觉和立体视(3D)，
这使我们的祖先打猎更有优势，更有利于生存。

与肾和肺一样，我们的眼睛也是如此。仅有一只眼睛，我们可以生活吗？答案也是可以，但双眼能带给我们很多优势，其中最重要的就是立体视，或者说，识别三维立体空间与物体的能力。只有在双眼协同工作时，才能产生立体视。

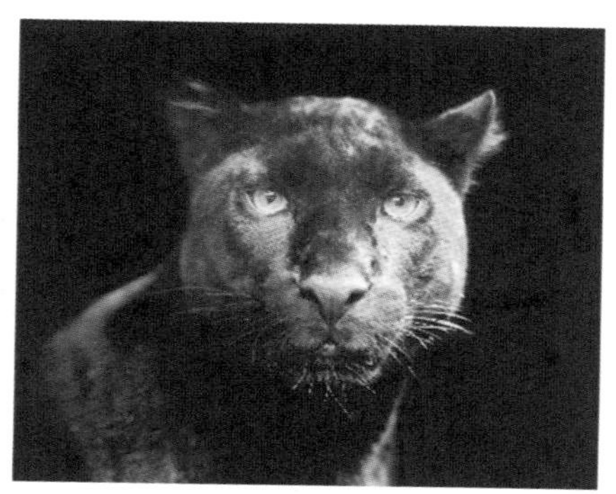

图3　双眼在头部前面

不仅是人类，猿猴、黑猩猩、狮子和老鹰，双眼都长在头部前面。事实上，所有大型食肉动物，双眼都在前面，而其他动物，比如许多爬行动物、两栖动物，它们的眼睛长在头部两侧。

双眼视觉和立体视不仅仅用于判断物体远近。2013 年，庞森比、史米斯等人在《视光学与视觉科学》上发表研究，指出了与立体视受损相关的因素，包括早产、集合不足、弱视、斜视、偏头痛和多动症。

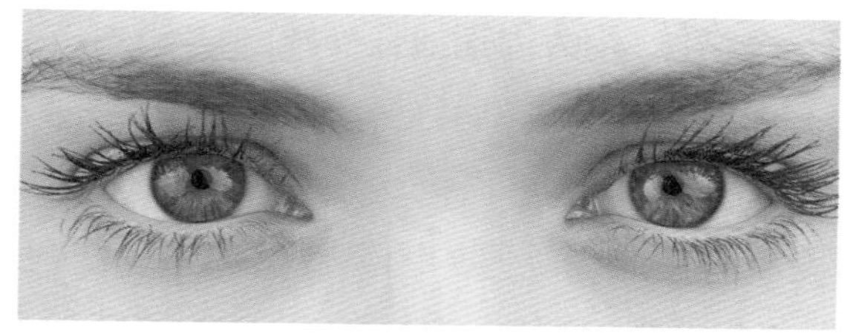

图4　人类双眼在头部前面

在第三章，我们将深入探讨双眼视觉给我们带来的多种优势。

第三章

1+1 不等于 2！

什么是双眼视功能？理解这个问题，对理解弱视和斜视至关重要。

双眼视功能（binocularity）这个词，来源于拉丁语“bin”和“ocularis”。“bin”是“两次”的意思，“ocularis”翻译为“眼睛或眼睛相关结构”，“binocularity”的含义是同时使用双眼。

对我们来说，同时使用双眼有什么好处？最大的好处就是让我们看到的世界呈现三维立体状态。视觉信息在每只眼睛视网膜上都是二维平面图像，而大脑将双眼输入的平面图像重新构建为三维立体世界。

那么，大脑如何实现这一功能？最关键的一点就是利用双眼视差。由于双眼在脸部位置不同，看物体角度也稍有不同，这就导致双眼看到的图像存在轻微差异。

我们做一个简单实验，以便理解这个概念：

1. 伸出一只手，握拳，然后竖起大拇指；
2. 选择一个物体，用大拇指遮住视线；
3. 现在闭上一只眼睛，然后睁开，再闭上另一只眼。

你会发现，两只眼看到的画面会发生改变。这是因为，左右眼看物体的角度不同。这个明显的图像位移称为双眼视差。我们之所以能看到三维立体世界，最根本、最核心的原因就是双眼视差。

立体视不是双眼视功能的唯一优势。双眼视功能使左右眼看到的图像叠加起来，这使我们获得的信息远大于单眼单独看两幅图像获得的信息。

然而两个部分叠加，为什么会发生 1+1 ≠ 2?

2000 多年前，亚里士多德说过："整体大于局部总和"。这个概念称为协同（来自希腊语"synergos"，意思是共同作用），这恰好描述了双眼协同作用：双眼协同工作的结果大于单眼独自工作之和。

当双眼协同工作时，效果非常神奇！

从下图可知，双眼视功能效果十分强大，将双眼信息进行整合，效果会得到放大和增强，类似于立体音响，听到的效果非常震撼！

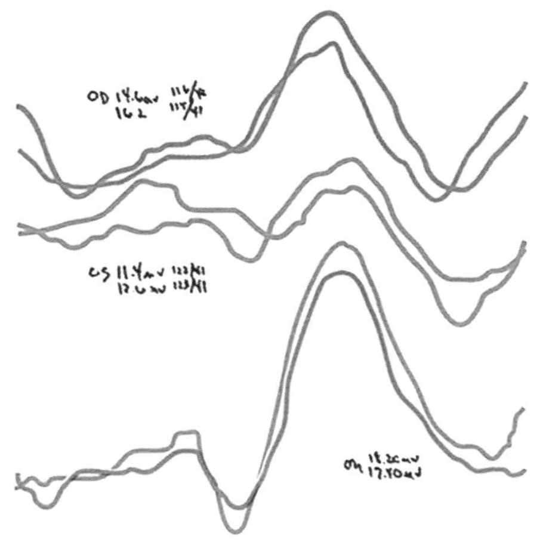

图 5　视觉诱发电位图

1+1 不等于 2，1+1 大于 2！

保罗医生提供的视觉诱发电位（VEP）图证实了这个观点。VEP 检测大脑皮层反应信号强度，即视觉信息进入视觉中枢后，激发神经细胞的数量。激发的细胞越多，说明传递的视觉信息越强，大脑就越活跃。从 VEP 图中可以看出，双眼的大脑皮层反应信号叠加强度高出 20%~40%，远大于单眼信号。因此，如果双眼没有同时使用，不仅会失去一只眼的信息，还会失去双眼协同作用产生的视觉增强效果。诺贝尔奖获得者休伯尔医生和威塞尔医生发现，在大脑视觉皮层，60%~80% 的细胞只有在双眼同时使用时才能被激发。如果失去一只眼睛，丢失的不仅是该眼看到的信息，还有双眼协同作用得到的信息。

罗伯特•萨内特医生在西班牙教课时，我有幸协助一起授课，帮助翻译讲课内容。当时，萨内特医生做了一个小实验，给我留下深刻印象。我们一起来做这个实验，帮助我们更好地理解协同作用。

闭上双眼，找一个人将一件物品放到你手里，最好是不认识或不熟悉的物品。用一只手，从各个角度触摸这个物品。尝试只用一只手，尽量感知这个物品的信息，判断它是什么、什么形状、组成部分是什么。

现在，不要睁开眼睛，用两只手一起触摸这个物品。你发现了吗？同时使用双手，获取物品信息变得非常轻松。我们可以从这个简单实验得知，比起只用一只手触摸，双手触摸更有优势，能更快、更全面地获取物品信息。视觉系统也是如此，两眼协同作用，即双眼同时工作，能更快获取有效信息。

立体视意味着具备空间分辨能力，只有双眼协同作用时，才能产生立体视。它不仅使我们具有深度视觉，还有很多其他作用，我引用以下学者的研究来阐述双眼视和立体视在视觉系统和日常生活中的重要性。

“立体视是判断视觉系统感知以及眼球运动控制功能的最佳指标。”

——萨拉丁医生

“相对于用一只眼，双眼视和立体视可以更好地控制身体动作。立体视能更快、更准确地提供认知信息”

——多姆医生和麦马克医生

团结就是力量！

双眼视功能，不仅仅是两只眼睛的简单叠加。

正如亚里士多德所言，“整体大于局部之和”。

因此，如果失去一只眼睛，不仅会失去这只眼的视觉信息，也会失去双眼叠加效果，即双眼协同放大作用。

为什么双眼优于单眼？

1. 双眼意味着备份，假如一只眼受伤，还有另外一只可以使用。托米拉和塔尔坎研究表明，弱视患者好眼失明概率是正常人的3倍。

2. 双眼视野更加宽广。单眼水平视野范围大约是160°，而双眼视野接近200°，比单眼增加30%。

3. 每只眼视野范围内，都有一个盲区（生理盲点），盲区与眼球后方视神经穿出眼球的部位相对应。双眼同时使用，视野盲区得到互补，从而消除了视野盲区。

4. 没有双眼协同工作，就没有立体视。双眼视功能受损，会影响抓取物品的准确度，看书时也会影响眼球运动控制功能，甚至造成认知障碍。

第四章

立体视的优势

立体视不等于深度视觉。苏珊•巴里博士的书中诠释了立体视的好处，这是我看过的对立体视的最好描述。如果你对治疗斜视或者提高立体视感兴趣，那么这本书一定是你的必读书目。

巴里博士是一位神经生物学教授，主要研究大脑神经可塑性。她在儿童时期，由于患有斜视，做过 3 次手术，2 岁时做了第一次手术，3 岁和 7 岁时分别做了另外两次手术。手术后，巴里博士发现，尽管她的眼睛看起来与正常人没有区别，但她深度视觉非常有限，完全没有立体视。这使她在需要空间判断能力的日常活动中非常缺乏安全感，尤其是在驾驶时。书中讲述了她在特丽萨•鲁杰罗医生那里进行视觉训练后，人生第一次获得立体视，这一年她已经 48 岁。特丽萨是来自美国马萨诸塞州的眼视光医生，在这本书里，巴里博士用独特且具有诗意的文字，描述了她人生第一次获得立体视的感受。

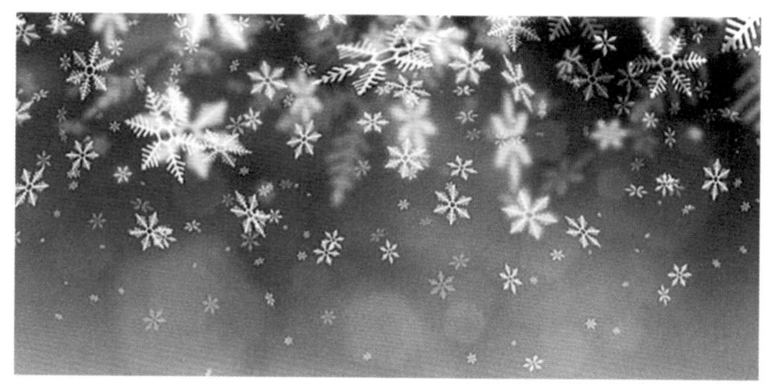

图 6　具有视觉深度的雪花

下面这段话摘自巴里博士的书。

“她的话让我想起深冬的一天，我刚刚获得立体视时看到的奇妙景象。当时我急匆匆走出教学楼，准备去吃午饭，随后就被漫天飘下的大雪惊呆了。大颗大颗的雪花将我包围，在我身边错落有致地旋转，跳着美妙优雅的集体舞。在此之前，下雪对我来说，就是雪花在我的面前降落，而现在，我感觉自己进入了雪的世界，融入大雪之中。被巨大的幸福陶醉，我全然忘记了午饭，久久地伫立在雪地里，迷恋在漫天雪景中。”

如果你有弱视或斜视，当你去看 3D 电影时，可能觉得非常无趣，也无法理解，为什么别人那么喜欢 3D 电影。这是因为无论戴不戴 3D 眼镜，你都感受不到立体景深，也就看不到绚丽的立体效果。

当双眼不能同时使用，也许你会告诉自己，“我看到的世界不是平面，我能看出远近和深度，而且我知道物体的空间位置。”这是因为，大脑可以根据单眼线索，判断物体相对位置，例如光照和阴影、平行效果、物体的重叠与遮挡等，都可以帮助我们做出判断。比如：

- 我们知道，物体离我们越远，看起来就越小；离我们越近，看起来就越大。

- 我们也知道，当一个物体遮挡另一个物体，这个遮挡物就靠我们更近。

- 来自特定方向的光线会产生阴影。画家经常通过阴影来表现画中物体的体积和远近。

尽管没有立体视也能产生深度视觉，但立体视给我们带来的好处非常多，包括：精确判断物体位置、计算物体之间距离、估算体积、估算物体之间空间大小、识别物体边缘、感知身体空间位置、感知身体与物体之间距离、欣赏立体图和 3D 电影。

立体视的真正意义是什么？

立体视这个词，源自希腊语“stereos”或“solid”。通过立体视，世界以不同的方式展现在我们面前，就像巴里博士书中写道，“让我们感知到物体之间的空间和空气”。拥有立体视，我们可以准确判断物体的空间位置，距离我们有多远，得以欣赏世界的美丽。

奥利弗•萨克斯在他书中讲述了眼科医生罗马的故事。罗马医生因病一只眼睛失明，这就意味着，他失去了双眼视和立体视。罗马医生将他的经历发表在学术期刊上。我们都非常幸运，因为我们拥有双眼视，但正因如此，我们也感觉不到双眼视有多么神奇，只有在失去后，才会知道它的珍贵。罗马医生下面这段话，应该成为本章点睛之笔：

“在失去双眼视 35 天后，尽管已经慢慢适应了一只眼睛的生活，但我仍难以想象以后要像这样度过余生……立体视不仅仅是一种视觉现象，更是一种生活方式。二维平面世界的生活与三维立体世界完全不同，超出想象的不同。”

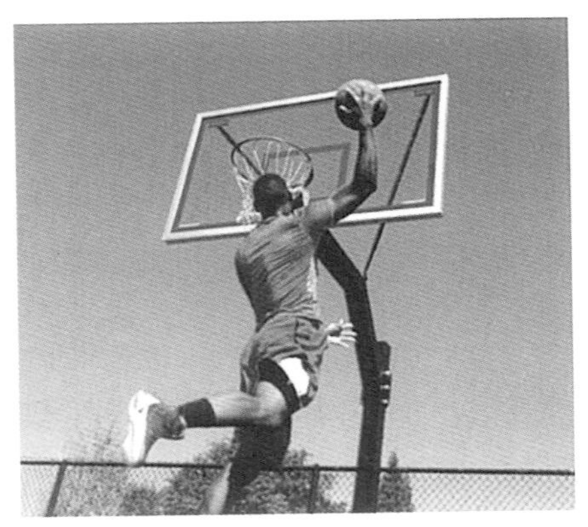

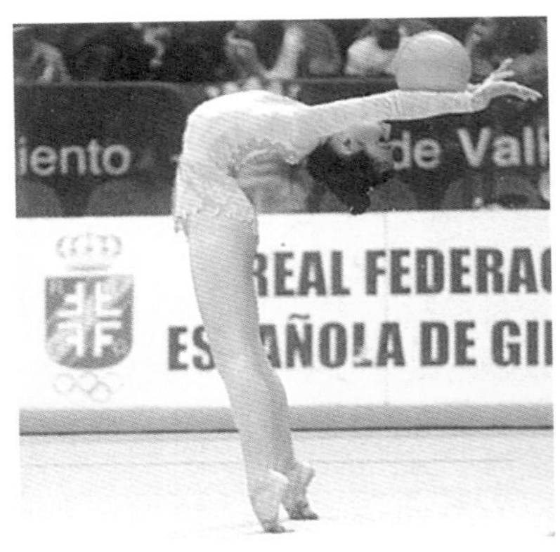

图 7、图 8　立体视让运动员最大限度发挥身体潜能

当然，没有双眼视也能生活，但是，立体视带来的各种好处，尤其是立体视带来的安全感，仅凭单眼无法办到。

不管是梅西、罗纳尔多这样伟大的足球运动员，还是汉克•阿伦这样顶级的棒球运动员或是其他高水平的体操、网球、高尔夫、篮球等运动员，如果没有立体视，他们的职业生涯将无法想象。正是因为立体视，才可以让他们发挥身体最大潜能。

第五章

弱视眼根本不“弱”！

首先，我们来看弱视的定义。弱视是一种视功能异常，眼睛本身没有明显器质性病变，而最佳矫正视力无法达到 1.0，也就是说，戴上矫正眼镜后，弱视眼还是看不到 1.0。

据美国眼视光协会统计，至少 2% 的人口患有弱视。多数研究表明，弱视发病率为 3%～4%。在西班牙，有 4700 万人口，弱视患者达到 100 万～200 万；在巴西，2 亿人口，弱视患者达到 800 万；在美国，总人口 3 亿多，弱视患者达到 1200 万。尽管弱视严重损害健康，而且患病率如此之高，但并未得到充分重视。

全球 40 岁以下人群，弱视是单眼致盲的首要原因。

弱视的误区

阅读本书时，你会发现，弱视眼本身没有任何问题，弱视眼并不“弱”。弱视是大脑视觉中枢神经出现问题，也就是说问题在大脑，而不是眼睛。

大脑神经科学最新研究表明，弱视是双眼视功能问题（双眼协同和竞争关系）。读完这本书，尤其是在读完附录的参考文献后，你会对此有透彻理解。

下面这段话引自罗伯特•赫斯博士的双眼视觉研究，罗伯特•赫斯是加拿大麦吉尔大学眼科学系的教授。

“斜视性弱视患者的大脑皮层细胞……抑制机制导致皮层仅能

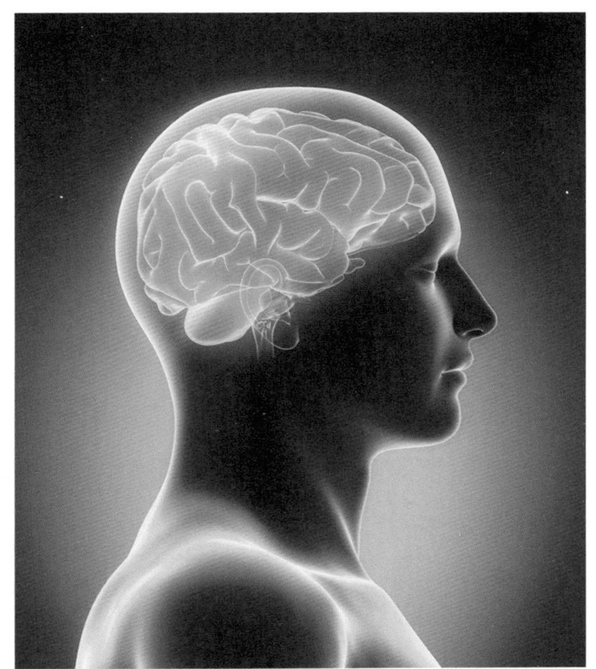

图 9　视觉产生在大脑，而不是眼睛

发挥单眼功能。因此，弱视本质上是双眼问题，而不是单眼。但目前的遮盖疗法，是基于弱视是单眼问题这一假设。”

> 弱视，是由于大脑的主动抑制，
> 而使双眼视功能无法发挥最佳状态，
> 并进一步影响到其他视觉功能。

弱视是一种功能障碍，限制患者对视觉信息的收集、处理、分析和反馈。

丘弗达医生和利维医生所著的《弱视》一书，是弱视治疗划时代巨著。书中写道，弱视患者视力降低，只是视功能受损表现之一，

其他受到损害的视功能包括:

- 眼球运动控制,包括注视、扫视和追随;
- 眼睛协同控制(集合和散开);
- 眼睛聚焦(调节控制和调节幅度);
- 视觉对比灵敏度;
- 前庭平衡与视觉控制协调;
- 瞳孔对光反射;
- 视觉信息处理。

- 上述大部分专业词汇,可在附录词汇表和第十章中找到。

视觉产生在大脑,而非眼睛。

现代医学已证明,绝大多数弱视患者眼睛没有问题,问题出在大脑。

第六章

什么是斜视？

斜视，是指双眼无法同时注视一个目标。例如，当双眼无法协调时，一只或两只眼向内或向外偏斜。

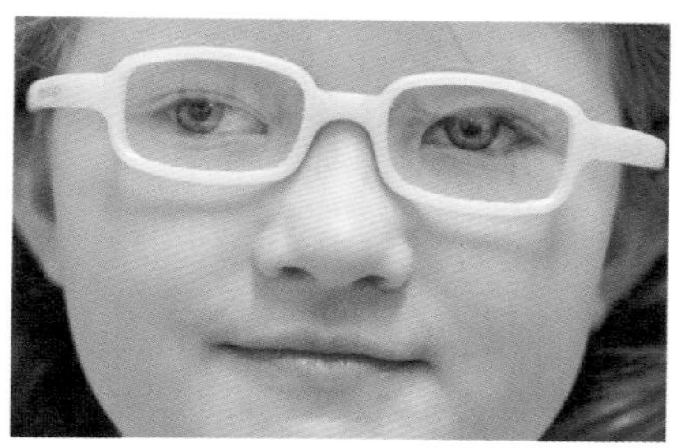

图 10　外斜

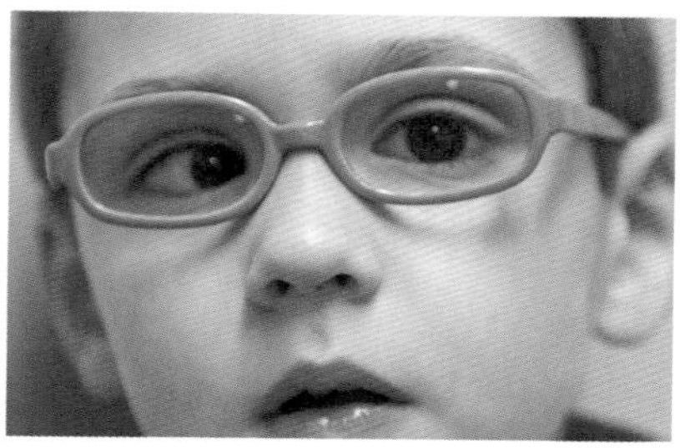

图 11　内斜

学习如何让双眼协同运动，是发生在大脑皮层的复杂过程。真正由眼肌问题造成的斜视不到 5%。事实上，斜视是发育问题，是双眼学习协同运动失败的结果，新生儿几乎没有斜视。根据眼科医生汉威斯及其同事做的一项研究，在连续出生的 1000 多名新生儿中，没有发现一例斜视。先天性斜视，现在是指新生儿出生后 2 年内学习双眼协同运动失败。在美国医学会眼科学年会上，鲁德曼医生在主席发言中指出，“事实是，没有人生来就知道如何使用双眼，这是一个后天学习过程。”我找不到比这更恰当的表达方式了。

学习如何协同使用双眼的过程，
不是发生在眼肌上，而是发生在大脑皮层中。

斜视是一只眼向内或向外偏斜或者双眼交替向内或向外偏斜。这两种情况下，大脑为避免出现复视，就会主动“关闭”(专业词汇称“抑制”)来自斜视眼的视觉信息。想象一下，如果两只眼睛看的方向不同，我们会看到怎样的世界?

我们会出现视觉混乱。不同位置的物品，看起来会出现在同一位置，相互重叠。不仅如此，还会发生复视或重影，即同一物品，看起来会出现两个。

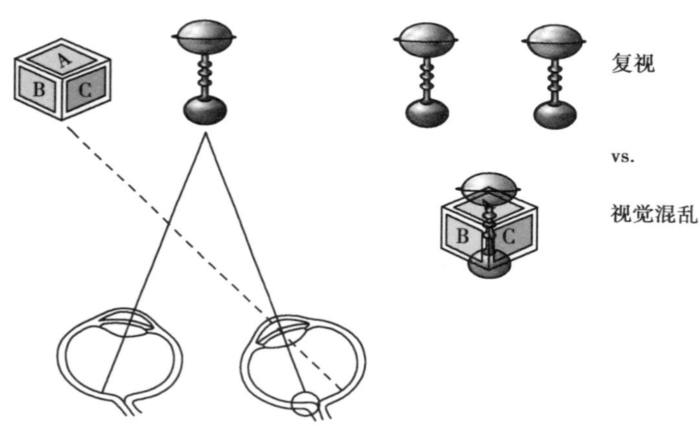

图 12　复视和视觉混乱

视觉混乱和复视，对大脑来说是如此难以忍受，以至于大脑宁愿选择去抑制或者说“关闭”一只眼睛，也不愿意发生视觉混乱和复视。大脑学习“关闭”一只眼睛，通常发生在儿童时期，因为儿童大脑可塑性非常强。对于成人患者，大脑可塑性降低，抑制变得困难，结果常常是造成持久性复视。不幸的是，在长期遮盖和斜视手术带来的众多不良后果中，复视可能是其中之一。这部分内容，会在第十四章和第十五章详细介绍。好消息是，很多科学研究已经证实，大脑神经的可塑性终身存在。通过眼视光医学的视觉训练，大多数患者可以减轻或消除复视，包括成人患者。

让我们通过类比来理解斜视，理解为什么大脑会“关闭”一只眼睛以及“关闭”一只眼对患者有什么影响。如果用一只手弹钢琴，音乐听起来还过得去；如果用双手弹钢琴，并且双手配合协调，那么音乐听起来会美妙很多。这是因为双手协同作用。但如果用双手弹钢琴，双手却不能协调，那么音乐听起来肯定非常糟糕，还不如用一只手好听，因为双手弹出的音乐互相干扰。所以，与其让无法协调的双手弹出难听的音乐，还不如干脆用一只手弹出还过得去的音乐。两只眼睛也是如此，如果双眼可以协同配合，大脑会更愿意同时使用双眼，通过双眼协同和放大作用，从而产生立体视。但是如果双眼不能配合协同，那么大脑会宁愿“关闭”一只眼睛，也不愿意双眼相互干扰。

小贴士：除非你在儿童时期曾患过斜视或者由于意外事故、脑部肿瘤或者中风造成脑损伤，否则，成年后很难发生斜视。因此，如果成年后突然出现斜视，应尽快找神经科医生就诊，排查危及生命的疾病。

斜弱视患者需要进行双眼视功能的全面检查，
这些检查应由经验丰富的专业人士进行。
单一的视力检查无法达到全面评估双眼视功能的效果。

第七章

弱视与斜视分类

弱视和斜视有多种类型，但在本书中，我们不会对此进行深入讨论，本书的初衷不是学术目的，附录列有参考文献，对学术感兴趣的读者可以查阅。

我想简单讲一下分类，有必要对此有所了解。斜弱视的分类不同，预后和治疗手段也不同。读者需要认识到，不是所有的斜弱视都相同。

弱视分类

大致来说，弱视可分为以下两类：

1. 器质性弱视*：这种类型弱视，是由眼睛本身疾病或视觉神经通路疾病所引起。本书不会涉及这种类型弱视，因为需要治疗的是眼睛本身或神经通路疾病。

2. 功能性弱视：视力降低不是因为眼睛本身病变，而是由大脑视觉中枢功能阻断引发，这种类型弱视可以治愈。功能性弱视病因很多，最常见的是以下几种：

（1）屈光性弱视：通常是由于两眼屈光度数相差过大。也可能

---

* 在这种情况下，使用弱视这个词往往会让人产生混淆。我们谈到弱视，通常指非疾病或病理性原因引起的弱视。但由于许多教科书都包含这部分内容，所以本书也将其列入。另外还有一种弱视，称为癔症性弱视，是由情绪因素所引起。由于这种情况并不常见，但在许多教科书中都有记载，所以为了保持内容完整，本书会简单涉及。

是由于，双眼都有高度远视、近视或散光。

（2）斜视性弱视：当一只眼睛大部分时间偏斜（内转或外转）或者一直都偏斜时，大脑为避免出现复视，会“关闭”斜视眼的视觉信息。斜视眼由于被“关闭”，无法正常发挥功能，从而导致斜视眼弱视。

（3）混合性弱视：指同时存在器质性和功能性问题，且两种问题相互影响。混合性弱视难以评估预后，且治疗过程中，很难判断是否到了改善的极限。

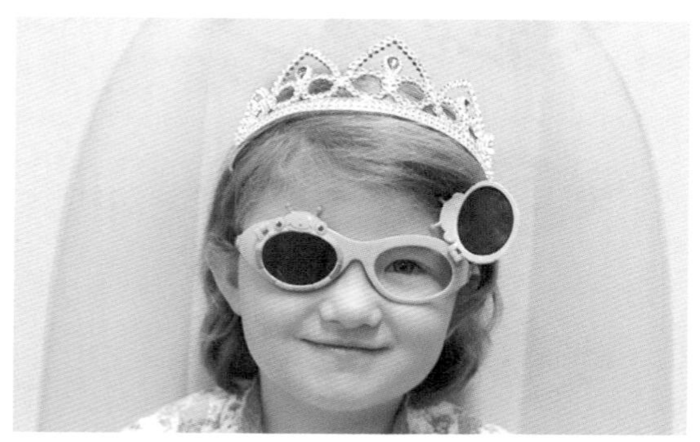

图 13　单眼视力测试

专业诊断至关重要

斜弱视患者病情各不相同，有些患者容易治疗，有些治疗则比较困难。因此，每个病例都必须单独诊断。目前，仍有极少数斜弱视患者无法治愈。我相信这部分无法治愈的病例，是因为我们的治疗方法尚不完善，而不是有些人说的不可能治愈。我希望能够成功治疗每一位斜弱视患者。虽然目前还做不到这一点，但我们能够治愈的患者，已经远远多于无法治愈的患者。正是这一成功，推动我们在不断改进治疗方法。

斜视分类

斜视种类很多，几种常见斜视分类如下：

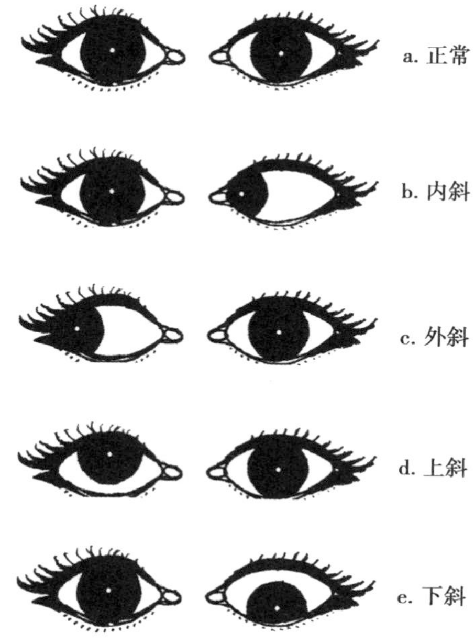

图 14　眼睛偏斜的不同类型

1. 方向：眼球偏斜的方向，内斜、外斜、上斜、下斜或者混合。

2. 种类：单眼（总是同一只眼睛偏斜）或双眼交替（一只眼正视时，另一只眼偏斜）。

3. 频率：眼球始终处于偏斜状态（恒定性）或者眼球有时偏斜，有时回归正位（间歇性）。

4. 间发性：仅仅看近时眼位偏斜；或仅仅看远时眼位偏斜；或看远、看近眼位都偏斜。距离不同，眼位偏斜程度也可能不同。

第八章

正确的诊断

正确的诊断是治疗基础。如果诊断错误，治疗效果就会大打折扣。

举例说明，高血压引起的头痛与颈部问题或脑部肿瘤引起的头痛，治疗方法完全不同。虽然服用阿司匹林可以缓解头痛，但最重要的是找到引起头痛的病因，这样才能彻底治愈头痛。如果头痛是高血压引起，只要让血压恢复正常，头痛症状就会消失。

弱视治疗也是如此。单眼视力降低只是症状，近 20 年来，很多科学研究已经证实，弱视真正的病因是双眼视功能问题，即双眼竞争。下一章我们会对此进行深入讨论。

因此，将遮盖作为弱视治疗唯一手段，并不是最好、最有效的方法。遮盖只是针对表面症状，并没有解决引起弱视的病因。基于目前的弱视相关研究以及已经掌握的有效治疗手段，我们发现，单纯用遮盖治疗弱视不但过时，而且效果也不理想。

视功能检查需要全面

斜弱视患者，需要对以下内容给予特别关注。如果孩子眼球偏斜明显，家长当然知道，应该带孩子找医生做眼科检查。然而，弱视并不明显，家长无法仅凭观察就确定孩子是否患有弱视。斜视也只有在超过 15～20 个棱镜度时，外观才变得明显。因此，简单的眼科检查，例如仅检查视力和眼睛屈光度（不幸的是，通常只检查这两项)是完全不够的。如果没有全面的双眼视功能检查或双眼协同检查,那么很多弱视患者和小部分斜视患者将被漏诊。

学习障碍也是如此。这是我非常感兴趣的领域,对学习障碍我会提出以下问题:“有多少被诊断患有阅读障碍、多动症或其他类型学习障碍的儿童,实际上真正的病因,是双眼视功能问题,但由于不全面的眼科检查而被误诊?”我们将在第十九章深入讨论这个问题。

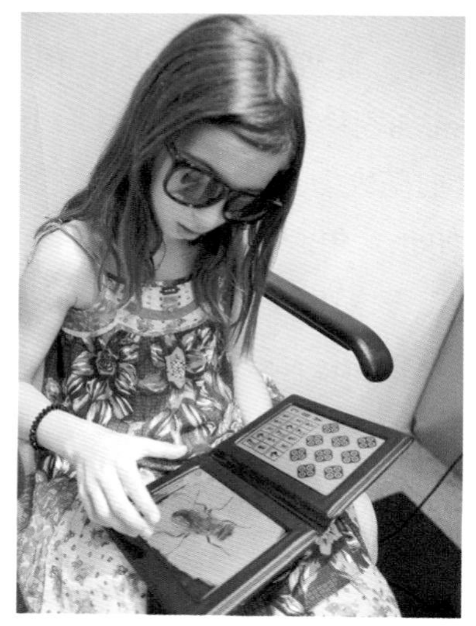

图 15　立体视检查

单眼视力降低,仅仅是弱视表面症状,
而不是引起弱视的真正病因。
因此,单纯遮盖并不是弱视治疗最好、最有效的方法。

第九章

双 眼 竞 争

要想理解弱视真正病因以及最有效的治疗方法，首先需要了解双眼竞争这个概念。为了简单、形象地解释双眼竞争，我用一个类比。将两只眼睛想象成双胞胎兄弟，他们的妈妈在大脑视觉中枢。

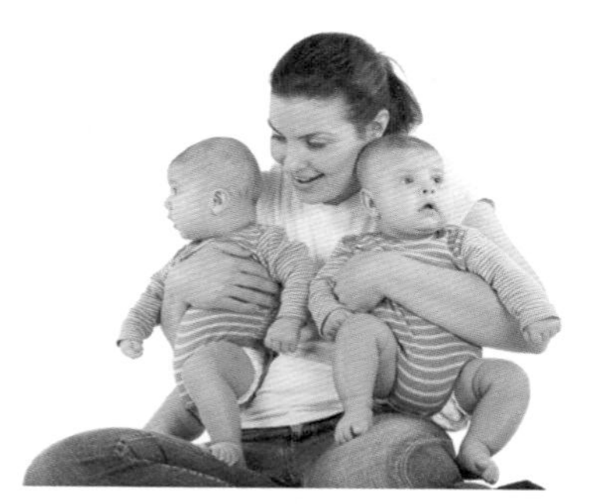

图 16　妈妈和双胞胎兄弟，分别代表大脑和双眼

兄弟二人都想和妈妈说话。当视觉系统运转正常，三者之间会沟通顺畅；哥哥跟妈妈说话时，弟弟在一旁静听，反之亦然。兄弟两人配合良好，妈妈就很容易接收到所有信息。

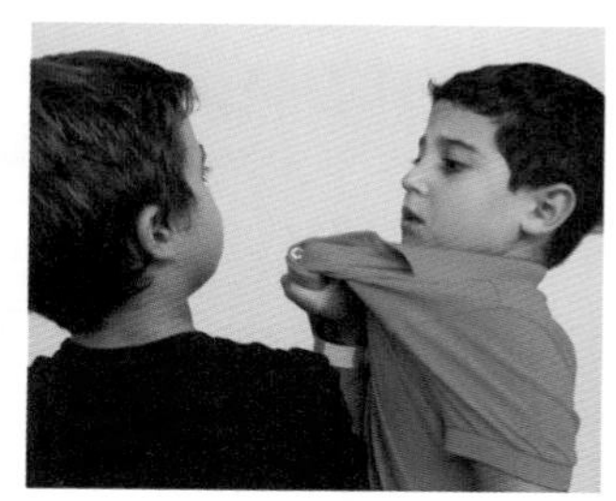

图 17　霸道哥哥代表好眼，弱小弟弟代表弱视眼

下面我们讨论，为什么正常的双眼竞争会发生故障，并导致弱视。在双眼竞争发生故障后，较好那只眼就像恶霸哥哥，弱视眼就像弱小弟弟。每当弱小弟弟想和妈妈说话时，霸道哥哥就会

阻止。

这种状况持续下去，弱小弟弟就会变得越来越弱小，使他最终失去和妈妈说话的意愿和能力，和妈妈说话的就只剩下霸道哥哥了。这种异常的双眼竞争，称为主动抑制。

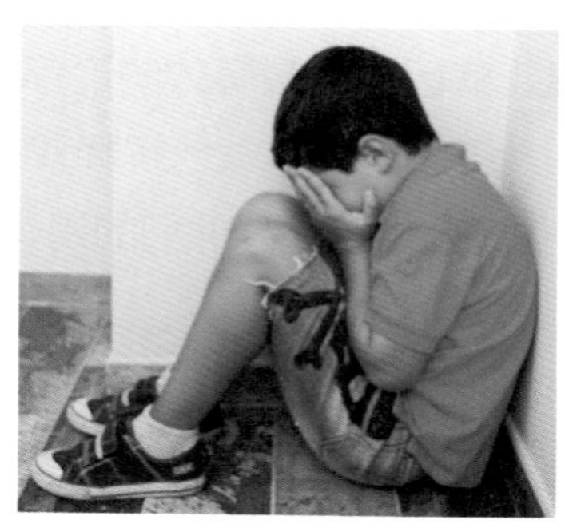

图 18　“弱视眼”失去和妈妈说话的意愿

在治疗过程中，为了让弱小弟弟和妈妈恢复沟通交流，首先要把霸道哥哥关在另一个房间，这样，霸道哥哥就无法阻止弟弟和妈妈说话。

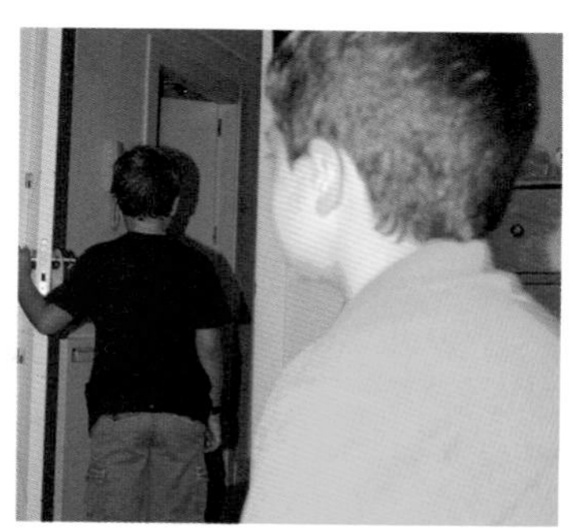

图 19　霸道哥哥被关到另一个房间，减少双眼竞争

眼罩遮盖就相当于这种效果，但是，当霸道哥哥重新回来后(即停止遮盖)，会发生什么？霸道哥哥会再次欺负弱小弟弟，阻止弟弟

和妈妈说话。所以停止遮盖后，之前遮盖取得的治疗效果，常常就会消失。所以说单纯遮盖，不是弱视治疗最有效的方法。

有效的弱视治疗方法

为了让两兄弟都能和妈妈有效沟通，我们该怎么做？

首先，让他们分开，把弱小弟弟带到健身房，帮助弟弟通过锻炼变得强壮。这个过程称为视觉训练单眼增强阶段。

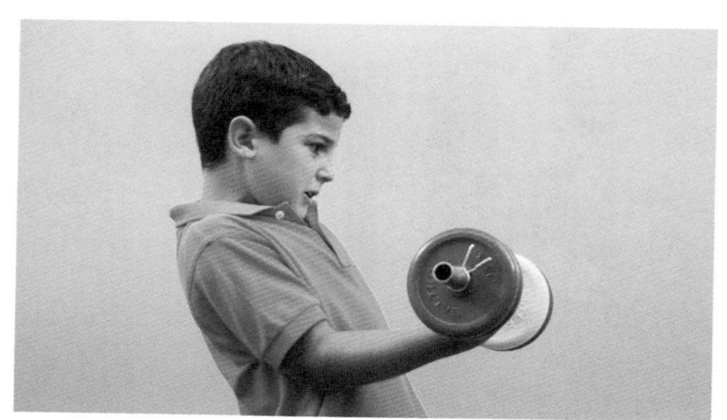

图 20　增强弱视眼：单眼治疗阶段

接下来，是弱视治疗关键部分。当弱小弟弟变得强壮，敢于说话时，我们把两个兄弟放回同一房间，但稍微分开一些。我们帮助他们学会一起生活，学会轮流和妈妈说话。这一阶段的视觉训练至关重要，称为双眼视野下的单眼精细训练（英文简称 MFBF）。

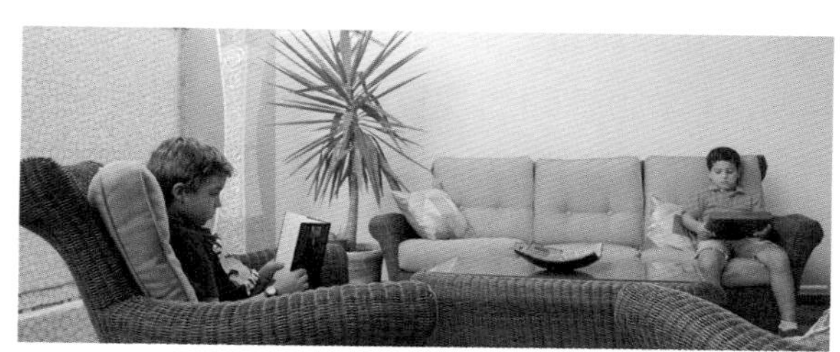

图 21　两兄弟在同一房间，学习协同工作。双眼视野下的单眼精细训练（MFBF）阶段

最后，当两兄弟可以像团队一样协同工作时，就可以进入双眼训练阶段了。这个阶段，目标是建立双眼视功能和立体视，并巩固已取得的治疗效果。

兄弟俩的比喻，准确反映了眼视光医生治疗弱视的理念。

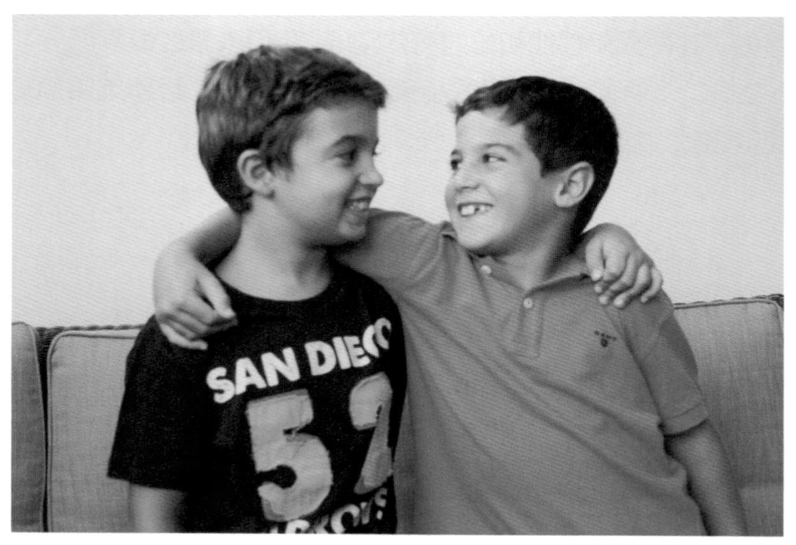

图 22　兄弟俩像团队一样协同工作。建立双眼视功能和立体视治疗阶段

用眼罩遮盖好眼，就像把两个兄弟放在不同房间。虽然这种做法通常可以提高弱视眼视力，但停止遮盖后，弱视眼视力又会发生回退，这是为什么？因为霸道哥哥没有学会和弟弟合作共处，当两兄弟回到一起时，霸道哥哥会继续阻止弱小弟弟说话。

在以眼视光医学为基础的视觉训练中，当遮盖好眼后，我们对弱视眼进行训练，让它变得强壮。这样，当双眼重新回到一起，霸道哥哥会更容易接受弟弟。只要哥哥接受了弟弟，我们就训练他们一起协同工作，使他们学会轮流和妈妈说话。最后，每只眼睛不仅要可以独立工作，更重要的是，两只眼睛应该学会同时工作！虽然这一训练过程需要时间，但训练完成后，治疗效果会终身有效，这听起来是不是很合理?

菲茨杰医生和克鲁特医生共同发表的研究证明了这一点。这两位医生，来自美国纽约州立大学眼视光医学院。他们研究了采用不同治疗方法的弱视患者，在治疗结束1~2年后，视力改善是否得到保持，结果显示差别很大。只进行光学矫正（配戴眼镜）的患者，视力出现50%甚至100%的回退。而进行光学矫正、遮盖和视觉训练的患者，未发现任何视力回退！

他们的研究结论是，“将视觉训练作为治疗方案的一部分，可以有效防止视力回退。并且，立体视的改善程度（良好的双眼视功能），直接决定视力改善是否可以长期保持。”

总之，弱视问题不在于眼睛本身，而在于两只眼睛不能协同工作。现在我们可以下结论说，弱视的根源是双眼竞争。这个结论不是什么新理论，20多年前，肯尼斯•丘弗达医生在《弱视：基础和临床应用》这本书里就指出过，双眼竞争是引起弱视的主要原因。

双眼竞争是引起弱视的主要原因。

第十章
不应仅关注眼睛本身

弱视不仅影响视力，还会影响整个视功能

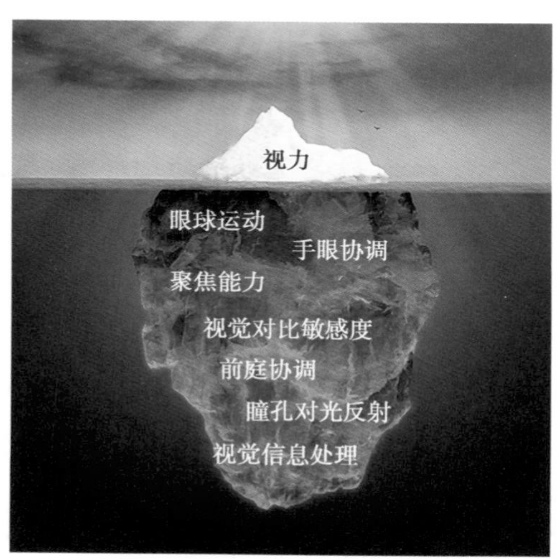

图 23　视力下降仅是冰山一角

斜弱视患者很可能存在视功能问题

我们知道，弱视会导致视力下降，但除此之外，其他视功能也会受到影响，从而影响患者工作和日常生活。

伦纳德•普雷斯医生在《视觉训练应用理论》一书中指出，弱视就像一座冰山，视力降低只是冰山一角。这本书对眼视光医生非常重要，是学习视觉训练必读书目。视力仅相当于浮在水面上冰山可观察的一角，还有很多其他视功能也会受到影响，但却观察不到。除非进行全面视功能检查，否则我们将无法衡量弱视对患者工作及日常生活的整体影响。关于这方面更多内容，可阅读第十九章。

为达到最佳治疗效果，必须全面考虑弱视对患者的影响，确保患者在日常生活和工作中，整体表现也有提高。这一理念，对斜视治疗同样适用。

我们来简要回顾，哪些重要视功能会受到弱视影响。若读者希望在这方面深入探索，建议阅读我的第一本书——《为什么聪明的孩子却表现不好?》。

眼球运动控制能力

良好眼球运动控制能力，可确保双眼在阅读时快速准确地沿文字顺序移动；上课时，确保双眼在黑板和笔记本之间精确迅速地切换；开车和运动时，保证双眼精准追踪目标。

眼球运动分为三种类型：

1. 追随：双眼平滑地跟踪移动中的物体。

2. 扫视：眼睛注视从一处跳到另一处。例如阅读时，双眼从一个单词跳到下一个单词。

3. 注视：双眼固定聚焦一点。例如，阅读时看向一个单词。

眼球运动控制能力具有以下功能：

- 球类运动时，准确跟踪球的运动轨迹。
- 轻松平稳地阅读每一行文字。
- 阅读时，准确地从一个单词跳到下一个单词或者从一行结尾，跳到下一行开始。
- 上课时，快速在黑板和笔记本之间切换聚焦。

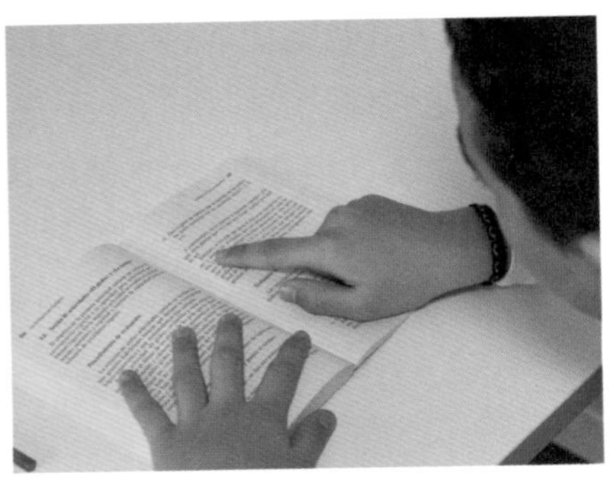

图 24　儿童阅读时需要借助手指

眼球运动控制能力不足会导致:

- 阅读时串行。
- 阅读时需要借助手指或者笔。
- 抄写困难。
- 阅读时丢字落字或需要读很多次才能看懂。
- 接球或击球能力下降。

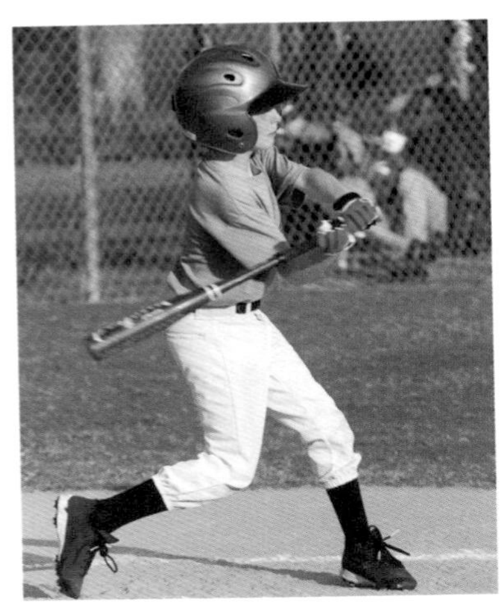

图 25　体育运动中的视觉追踪

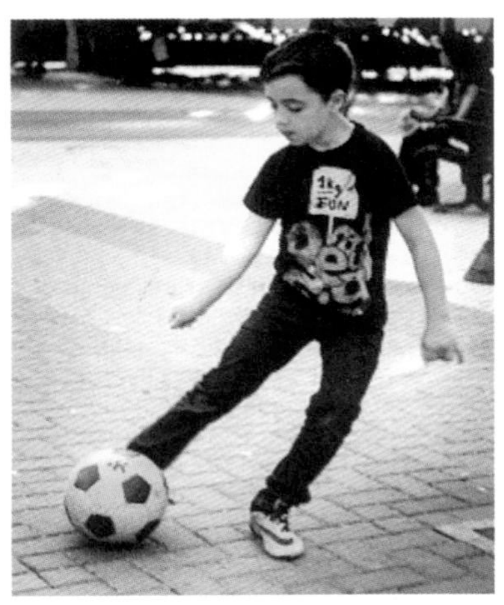

图 26　双眼跟踪足球移动

调节(聚焦能力)

快速自如的聚焦能力对视觉功能正常运转非常重要。聚焦能力可以使目标保持清晰,这直接关系到我们对目标的理解以及维持视觉注意力的能力。

功能:

- 看远、看近时,快速变换聚焦。
- 长时间阅读时,保持聚焦在近处。

聚焦能力不足会导致:

- 从黑板上抄笔记困难。
- 视力模糊,尤其是阅读后。
- 阅读或写作时容易出现视觉疲劳。
- 经常揉眼睛,特别是阅读后。
- 阅读理解力下降。
- 逃避近距离工作,例如阅读和书写。

O, my offence is rank it smells to heaven;
It hath the primal eldest curse upon't,
A brother's murder. Pray can I not,
Though inclination be as sharp as will:
My stronger guilt defeats my strong intent;
And, like a man to double business bound,
I stand in pause where I shall first begin,
And both neglect. What if this cursed hand
Were thicker than itself with brother's blood,
Is there not rain enough in the sweet heavens
To wash it white as snow? Whereto serves mercy
But to confront the visage of offence?
And what's in prayer but this two-fold force,
To be forestalled ere we come to fall,
Or pardon'd being down? Then I'll look up;
My fault is past. But, O, what form of prayer
Can serve my turn? 'Forgive me my foul murder'?
That cannot be; since I am still possess'd
Of those effects for which I did the murder,
My crown, mine own ambition and my queen.
May one be pardon'd and retain the offence?
In the corrupted currents of this world
Offence's gilded hand may shove by justice,
And oft 'tis seen the wicked prize itself

图 27　如果聚焦能力不足，即使视力正常，看书也会模糊

双眼协调(双眼协同能力)

每只眼睛由 6 条肌肉控制，双眼共有 12 条肌肉，在大脑指挥下，它们彼此紧密配合，就像一个整体。双眼协同能力与眼球运动控制以及聚焦能力密切相关。

功能：

- 有效协调双眼和大脑。

双眼协同能力不足会导致：

- 集合不足。
- 斜视(内斜或外斜)。
- 复视。
- 深度视觉减弱。

- 视觉疲劳。
- 集中注意力时间变短。
- 阅读理解困难。
- 运动或驾车困难，影响人身安全。
- 逃避近距离工作，例如阅读和书写。

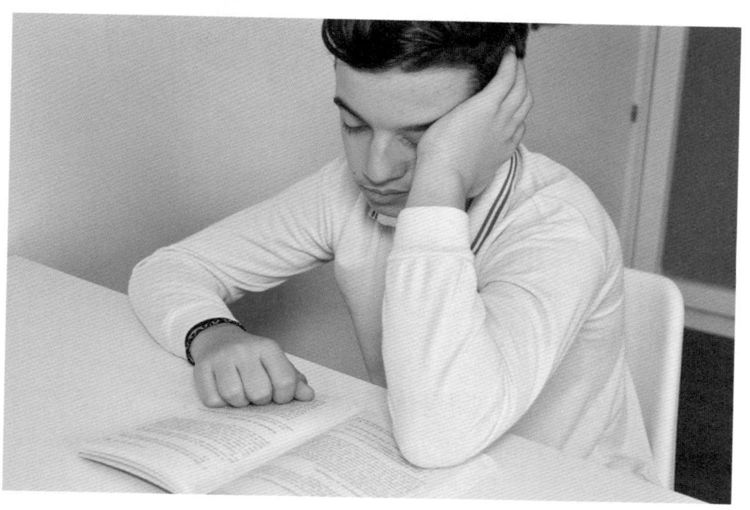

图 28 一名儿童遮住一只眼睛，来避免双眼同时使用

视觉 - 运动整合能力（手眼协调）

手眼协调能力非常关键，直接关系到高效平稳地书写、抄写笔记、以书面形式表达想法、发挥最佳运动能力。

功能：

- 手眼协调能力。
- 临摹能力，如抄写和绘画等。

手眼协调能力不足会导致：

- 运动能力不佳。

- 写字困难或者写字歪歪扭扭。
- 写字时容易疲劳。
- 精细运动协调障碍（如切东西、涂色、拼图等）。

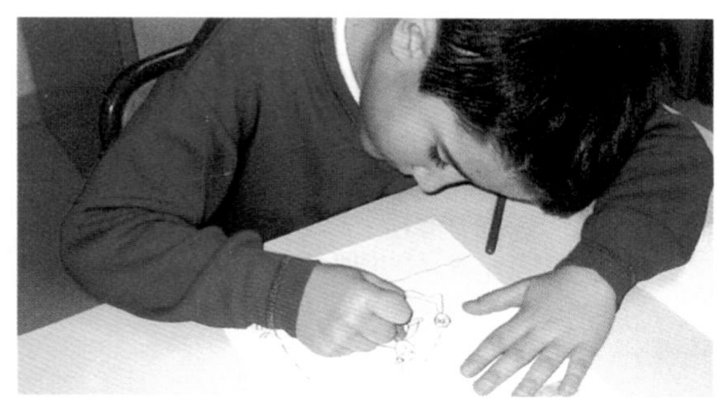

图 29　手眼协调对书写至关重要

视觉空间能力（方向感）

视觉空间能力，指判断身体所处空间位置的能力。这对发挥视觉功能、分辨左右、判断方向十分关键。

功能：

- 准确的空间判断。
- 区分左右。
- 理解地图、图表等。

视觉空间能力不足会导致：

- 读写过程中，出现字母、词语和数字位置左右颠倒现象。
- 方向辨别困难，理解地图和图表有障碍。

视觉识别能力

良好视觉识别能力，可以让我们快速准确地认识事物，识别图像相同和不同之处，并对图像进行概括和拷贝。

功能：

- 对表格、符号识别与理解。

视觉识别能力不足会导致：

- 混淆相似词语、形状或表格。
- 颠倒字母或词语。
- 绘画困难。

视觉记忆和注意力

视觉记忆和注意力，对高效阅读理解非常重要，帮助快速处理视觉信息，对学习和体育成绩有关键影响。

功能：

- 快速理解视觉信息。
- 记忆视觉信息。
- 视觉想象能力。

视觉记忆和注意力不足会导致：

- 抄写困难。
- 难以记住看到或读到的内容。
- 阅读理解困难。
- 拼写困难。

弱视不仅影响视力，还会影响整个视功能

萨拉的故事（年龄：14 岁，来自西班牙甘迪亚）

萨拉父母的讲述：

萨拉出生时就患有严重远视，但直到 6 岁，我们才发现这个问题，然后给她配了眼镜。9 岁时，我们给她更换了隐形眼镜。

即使戴着眼镜，萨拉也看不清楚。1 年前，她开始出现复视。我们带她去看眼科医生，医生给她的眼镜，增加了 300 度远视度数，好让萨拉能看清近处。我们也咨询医生，是否可以找眼视光医生给萨拉做视觉训练，医生同意了。

视觉训练不仅改变了萨拉的生活，也改变了我们的生活。在此我们真心感谢训练师罗莎，她非常耐心。同样感谢蜜尔瓦医生，是他为萨拉制定了训练方案。感谢你们，让萨拉双眼看到了一个美丽的世界。最后，也要谢谢你，我亲爱的萨拉，谢谢你不懈的努力，谢谢你的勇敢和辛勤训练。

萨拉的讲述：

学习的时候，我总觉得特别累。突然有一天，我看东西开始重影，不久之后，我开始了视觉训练。

起初，我觉得我的病不可能治好。但是现在，我知道它真的可以治好！除了极少数情况，我看东西已经没有重影。学习的时候，头也不痛了，也不像以前那么累。视觉训练让我很难忘，非常感谢医生和训练师，还有我的爸爸妈妈。

验光数据和医生的讲述：

萨拉刚来医院时，视觉状况很不稳定，无法进行完整的视功能检查。她看近处时，眼睛不是内斜就是外斜。看移动视标时会立刻出现复视。这正是萨拉学习时出现视疲劳的原因。

萨拉双眼最佳矫正视力降低，看远处时，最佳矫正视力 0.6；看近处时，最佳矫正视力 0.5。即使配镜后，仍存在阅读困难，导致她颈部和背部疼痛。

治疗方案：

- 隐形眼镜。
- 视觉训练。

萨拉治疗期间，重点训练眼球运动控制能力，并改善调节能力和双眼协同能力。

治疗效果很理想，萨拉看近、看远视力都提高到 0.8，视功能有很大改善，视力模糊、复视和头痛症状消失，日常活动安全感增强。

蜜尔瓦•洛伦特医生
西班牙甘迪亚贡萨洛眼视光诊所

第十一章

大脑神经可塑性

“我们正处在大脑神经科学新纪元，有关脑部康复应用研究，每日都有新进展。现在没有人否认大脑神经可塑性这个事实。”

——V.S. 拉玛钱德朗

美国圣地亚哥加州大学心理学系神经科学研究组特聘教授

大脑科学与认知中心主任

目前，神经科学领域大量研究进展证明，“成人大脑无法改变”这一传统观点并不成立。大脑神经可塑性贯穿人的一生，这一观点已得到学术界普遍认可。

什么是大脑神经可塑性？

最初，这个概念指大脑神经受损后，大脑建立新的神经连接，实现神经结构重组。后来，这个概念扩展到大脑发育领域，指大脑在发育阶段没有正常发育。事实上，正如苏珊•巴里博士所说，科学已经证实，在任何年龄，大脑都可以再生出新的神经元，这个过程称为神经元再生。

大脑神经可塑性可帮助患者进行各项功能康复和发育。视觉训练是神经康复训练医学的一部分。治疗原理如下：让患者练习不熟悉的动作，这些动作与患者已经习惯的动作类似，但有所不同。这样的练习，结合患者主动参与以及训练师及时反馈，能够强化视觉神经通路，甚至可以建立新的视觉神经连接。视觉训练适用于任何年龄。

下面这段话，引自《大脑指南》一书，作者是约翰•瑞迪医生：

“想要改变某项技能对应的大脑神经连接，必须参与陌生的、全新的，但与这项技能相关的训练，重复已经熟悉的相同训练动作，只能巩固原有神经连接……大脑神经可塑性非常神奇，贯穿人的一生，通过训练，完全可以实现大脑神经代偿和重组。”

瑞迪医生的论述，正是视觉训练的本质，这也是每一个视觉训练步骤的临床依据。

> 通过训练，可以改变大脑神经结构和功能；
> 我认为，这是我们对大脑认知最大的改变。
>
> 诺尔曼•道伊奇医生
>
> 《大脑自我改变》

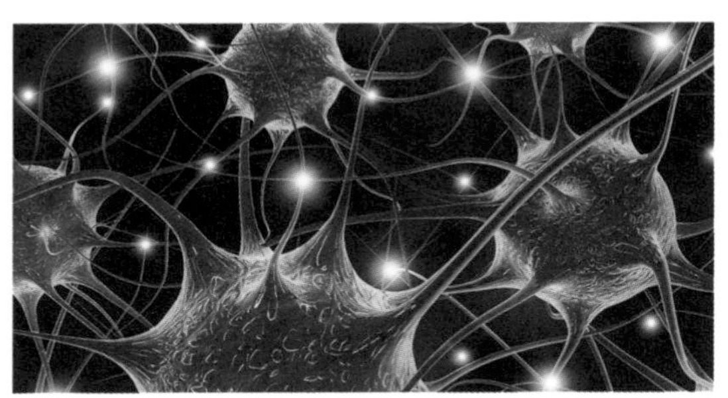

图 30　大脑神经元*

* 神经元指大脑细胞。在 1962 年，约瑟夫•奥特曼医生首次描述了神经元再生。但世界又等待了 20 年，直到 S. 拜耳、M. 卡普兰等人发现神经元再生后，这个概念才被主流医学界接纳。目前，已确认大脑有 4 个区域，即嗅球、杏仁体、海马体和新皮质，神经元可再生。将来可能会发现更多神经元可再生的大脑区域。

第十二章

被误解的"关键期"

"让我们陷入困境的不是无知，而是看似正确的谬误论断。"

——马克·吐温

美国作家马克·吐温说过，许多看似正确的观点，事实上是错误的。这种现象在斜弱视治疗领域也存在。尽管大量研究证明，许多传统斜弱视治疗理念并不正确，但令人难过的是，很多传统眼科医生和眼视光医生，仍在坚持这些过时的治疗理念。更令人不安的是，尽管已经有了更新、更有效的斜弱视治疗方法，但是以错误理念为基础的侵入性，甚至是创伤性治疗方案，仍在广泛使用。

解读"关键期"

既然斜弱视治疗没有年龄限制，那么为什么"大脑神经可塑性"这一观点要经过如此长时间，才得到主流学术界认可？

1981 年，托斯顿·韦素博士和大卫·休伯尔博士，因为对猫和猴子大脑视觉中枢的研究获得了该年诺贝尔生理与医学奖。

他们以年幼的猫和猴子为实验对象，研究发现，剥夺动物单眼视力一段时期后，这只眼的视功能还能恢复。但前提是，解除剥夺是在发育早期阶段，即所谓关键期，过了这段时期后，视功能就无法恢复。随后，这项研究结果被推论到人类身上。推论认为，人类视觉发育关键期，只持续到 7 岁或 8 岁，在此之后，由于大脑神经失去可塑性，视功能将无法恢复。

请注意，猫和猴子不是人类，这些动物没有接受过任何形式的视觉训练。同样值得注意的是，这项推论把视觉发育关键期假设等于视觉康复关键期。这个假设并不成立，托斯顿•韦素博士和大卫•休伯尔博士，也从未做出过这样的假设。这个错误假设伤害了许多斜弱视患者！这样的悲剧本不应该发生。事实上，随后一系列实验证明，即使过了关键期，猫的视功能也可以恢复，有时甚至恢复很快。进行这些实验的人，包括杜菲和斯诺德团队以及克拉茨和斯皮尔团队。

在《当代心理学》上，苏珊•巴里博士也提到了关键期问题。她指出，在休伯尔和韦素的实验中，动物眼睑被完全缝合，被缝合眼看不到任何东西。虽然，这个实验模拟了形觉剥夺性弱视，即先天性白内障或上睑下垂（上眼睑下垂，完全遮盖眼睛）引起的弱视，但是，该实验并没有模拟功能性弱视。弱视患者中，只有大约 1% 是形觉剥夺性弱视。因此，对于 99% 的弱视患者，这个关键期实验结论并不适用。

2007 年，纽约科学院举办了一场学术会议，主题为“感官系统可塑性：重新审视关键期”。在这次会议上，来自世界各地的科学家提出了确凿可信的证据，证明大脑神经可塑性贯穿人的一生，训练可以改变大脑。

2005 年，来自弗吉尼亚大学医学院的克拉厄和麦地那等人，为“大脑神经可塑性终身存在”这一观点提供了又一项证据。以下是他们的研究概要：

- 视觉剥夺不会破坏大脑视觉中枢神经连接。
- 大脑视觉中枢神经连接仅仅是被抑制。
- 神经连接抑制可以迅速被解除。

他们的研究结论是：相比单眼遮盖，双眼治疗更有利于弱视康复。

改变人们思想，不仅需要事实，更需要时间。

尽管几十年来，已有大量基础和临床研究证明，关键期这一假设并不正确，但可悲的是，很多传统专业人士仍固执于这一错误假设。他们继续宣扬弱视在 7 岁或 8 岁以后就无法治愈。不难想象，当父母们被告知孩子已经错过了治疗年龄，内心要承受多大的痛苦和内疚。

其实这不应该发生！已有大量文献证实，任何年龄段的斜弱视患者都能接受治疗。在世界各地，有无数不同年龄的斜弱视患者，在接受视觉训练后，被成功治愈。

2006 年，苏珊•巴里博士、奥利弗•萨克斯博士以及大卫•休伯尔博士（研究“关键期”的诺贝尔奖得主）一起参加了美国国家公共电台的节目。他们讨论的主题是，既然苏珊•巴里博士在婴儿时期就患有斜视，成年后如何还能获得立体视。节目由罗伯特•克鲁维先生主持，以下是节目摘录。

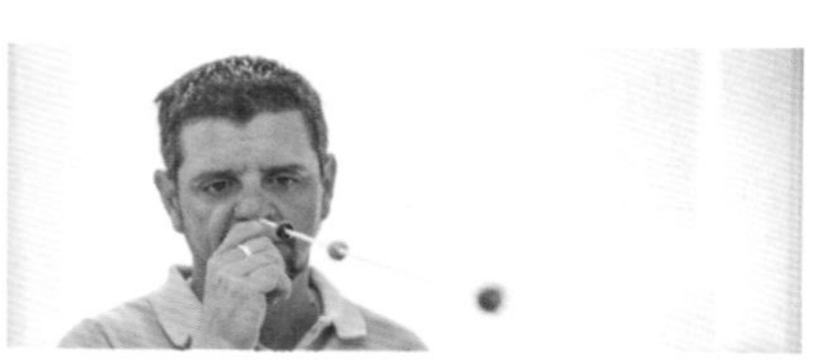

图 31　成年弱视患者用聚散球进行视觉训练，聚散球可以为患者反馈眼位和抑制

克鲁维先生：问题是，巴里博士为什么能获得立体视？有医生认为，可能在她婴幼儿时期，保留了一定数量的双眼视细胞，满足建立双眼视功能的最低要求，所以，她一直有双眼视的物理条件。

巴里博士：物理条件确实存在，我只需要学会如何让双眼配合工作。

克鲁维先生：鲁杰罗医生通过配镜和聚散球让巴里博士双眼同步，大脑视觉中枢信号增强，从而使双眼能正常工作。当然，也可能不是这样。我的意思是，没人清楚到底发生了什么。现在唯一确定的是，成人大脑仍然可以改变。连诺贝尔奖得主大卫•休伯尔博士都告诉我们，如果你患有斜视，而医生对你说：“很抱歉，你应该在儿童时期过来治疗，现在太晚了，我帮不了你”，如果医生这么说，那你就应该换个更开明的医生，巴里博士就是这么做的，这个决定太正确了。

克鲁维先生：休伯尔博士，您可是诺贝尔奖得主，您真的这么认为吗？

休伯尔博士：我想患者不应该放弃任何治疗机会。

在任何年龄，都可以治疗斜弱视。

早期检查的重要性

虽然，斜弱视治疗没有年龄限制，但及早治疗效果会更好。早期检查甚至可以防止弱视发生。

孩子 1 岁前，应进行视功能检查，发现、排除早期视觉问题。在入学前，也就是 5 岁时，还应进行一次完整的视功能检查，以确保孩子的视功能发育，可以满足学校学习要求。我们应定期给孩子进行视功能检查，就像儿科医生对儿童定期体检一样，确保孩子发育正常。

孩子 1 岁前，应进行视功能检查，发现、排除早期视觉问题。
检查应由儿童双眼视功能专业人员进行。

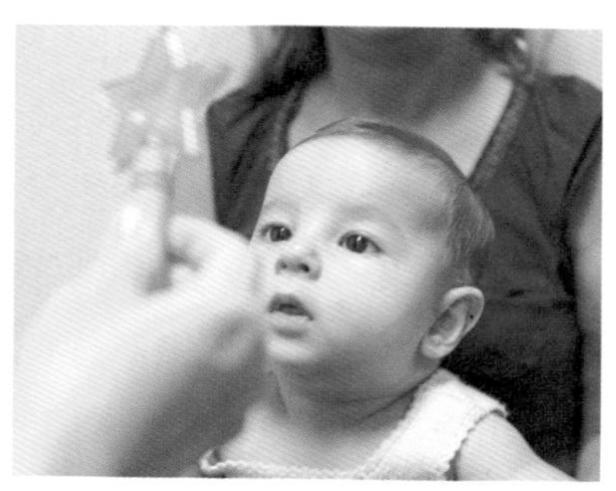

图 32　儿科视功能检查

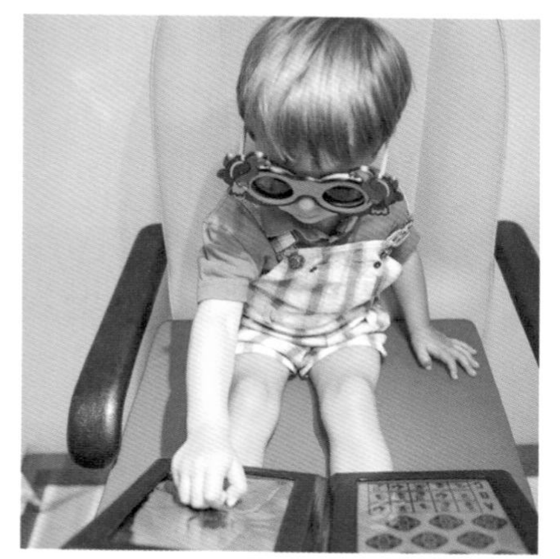

图 33　2 岁幼儿立体视检查

卡罗莱的故事(年龄:37 岁,来自西班牙马德里)

卡罗莱的讲述:

我 7 岁时,被诊断出弱视,现在我 37 岁。

发现弱视时,医生说我双眼度数差别太大,不能戴框架眼镜,否则会很不舒服。所以,给我配了硬性隐形眼镜。

硬性隐形眼镜戴起来很不舒服,而且上学时我还得戴眼罩,真的很痛苦。在学校里,我看起来就像一个怪女孩。因为视力不好,我的桌子比别人都高，学习对我来说是一件很吃力的事情。眼罩也让我的学校生活变得很不开心。因此，我决定只在家里戴眼罩，到学校就摘下来。

我一直饱受弱视折磨，直到搬到马德里后找到一位新医生。他告诉我，视觉训练应该会对我的病情有帮助。

很快，我的视力就有改善，比我想象的快很多。眼前的世界变得明亮、深远、条理分明。现在，看远、看近都很清楚。而过去，我眼前的世界，就像一张照片，没有深度。现在我能看出立体效果，我喜欢看 3D 电影，太神奇了！

我的视力已经正常，立体视也没问题。我非常不理解，为什么有的医生说，成年后弱视就不能治愈，我自己不就是证明吗？

验光数据和医生的讲述：

卡罗莱第一次来诊所是因为要更换隐形眼镜。经过检查，发现她患有高度近视和重度弱视，两眼相差 1000 度，有轻度斜视，弱视眼视力 0.1，没有立体视。在儿童时期曾进行过长期遮盖，没有改善。我建议进行视觉训练，无须遮盖。尽管之前有医生告诉卡罗莱，她年龄太大，弱视已无法治愈，不过她决定尝试。

治疗方案：

- 透气性角膜接触镜。
- 看近时配戴双光镜。
- 视觉训练。

我把她的软性隐形眼镜换成了透气性角膜接触镜。为了方便她工作时看近处，我让她在配戴透气性角膜接触镜的基础上配戴双光镜。然后，给她安排了视觉训练，训练共 6 个月，每周来诊所训练 1 次，在家每日训练 20 分钟。

治疗效果很理想，视力提高到 1.0，双眼可以协同工作，立体视正常。之前所有症状消失，幸福感大幅提升。毫无疑问，弱视治疗没有年龄上限。

劳拉•佛朗哥医生；埃琳娜•埃尔南医生
索尼娅•安德烈医生；马瑞瓦•卡斯特医生
西班牙马德里萨鲁德眼视光诊所

埃琳娜的故事（年龄：47 岁，来自西班牙马德里）

埃琳娜的讲述：

在我 6 岁时，由于遮盖没有效果，我做了斜视手术。没有人告诉过我，弱视意味着什么。小时候，我的动作极其笨拙，有时甚至会严重摔伤自己，成年后，开车经常剐蹭。很长一段时间，我都觉得自己很笨，但又不知道问题在哪里，我感觉自己的右眼像是“完全死掉”一样。阅读变得越来越困难，不管是看书还是看电脑。最后，我不得不尽量避免任何需要用眼的活动。

我决定寻求帮助，虽然咨询了很多医生，但他们通常都会说：“你患有弱视，已经到了无法验光的程度，所以没法帮你配镜。”幸运的是，最后我到了皮拉尔的诊所，终于知道了弱视是什么意思……我双眼的工作方式和大多数人不一样，我没有立体视！

其实那时我没有真正明白，没有立体视对我有什么影响，现在我明白了。皮拉尔的帮助让我看到了希望，我永远不会忘记，在戴上第一副眼镜后是什么样的感觉。这副眼镜是特殊定制的，戴上后感觉从头到脚肌肉都放松了。我双眼的斜视从 30～35 个棱镜度降到 10 个棱镜度，我的视力从 0.2 提高到 0.8。我的眼睛，就像焕发了生机，从来没有感觉这么好过！我也终于明白，自己之前为什么会那么笨拙，现在身体动作协调多了。我的治疗持续了将近 1 年，视功能有很大改善，但还没有建立立体视。后来因为个人原因，我不得不停止治疗。好在几年后，我有机会重新开始。治疗产生了奇迹般的效果。仅仅几个月后，我就有了立体视。目前我还在进行视觉训练，希望我的双眼视功能可以继续提高，希望我今后能过上幸福美好的生活。

我现在已经47岁，几个月前，我第一次看到立体的世界，这种感觉太奇妙了。我猜想，对于立体视一直正常的人来说，这不算什么。当然，你也可以试着想象一下，就像一个朋友前几天告诉我的一样：“这就像从黑白的世界，跨越到了色彩缤纷的世界。”但我觉得这个比喻还不足以形容我的经历。我从前眼中的世界就像一张照片，而现在，我可以看到世界的完整细节。事实上，我对世界的感受完全改变。

刚开始，我发现楼顶和天空是分开的，云漂浮在天空中，而且有体积。有时候，我的视野会突然变得特别清晰，我自己也不知道什么原因。走在街上，我看到街道上的人，从街景上突了出来，人和街景分开了，我能感受到物体有体积。这时我意识到我有立体视了！我简直太高兴了！有一天，我看到地铁轨道处在地下很深的位置，之前我只知道地铁轨道很危险，但现在，我能看到为什么它这么危险。我对眼前的世界每日都有新感受，大海里的船、树木……甚至是隧道。

皮拉尔，谢谢你和你的团队！是你们，让我的世界变得完整！

验光数据和医生的讲述：

埃琳娜之前做过斜视手术，她的视功能一直有问题。从外观上看，她的眼睛基本处于正位，但弱视眼视力非常差，只有0.1，没有立体视。

埃琳娜病情非常棘手，斜视手术后，发生过术后组织粘连和眼肌改变，重度弱视，没有融像功能。但是，埃琳娜有一个非常有利的因素，强烈的治疗积极性。

治疗方案：

- 两副眼镜：分别用于看远和看近。
- 视觉训练。

经过几个月视觉训练，埃琳娜第一次有了双眼融像。不过由于工作原因，她暂停了治疗。后来推荐她去了另一家诊所，离她公司更近。最后治疗效果非常好！就像埃琳娜自己所说，她完全变了一个人。

皮拉尔·维加拉医生，COVD 资深会员

西班牙马德里斯凯芬顿眼视光诊所和萨鲁德眼视光诊所

第十三章

治愈大龄患者

“按照空气动力学，蜜蜂飞不起来，但蜜蜂不懂这些，反正就飞起来了。”

——玫琳凯•艾施

近几十年来，对于各个年龄段斜弱视患者，视觉训练都取得了很好的治疗效果。尽管过去对治疗原理不甚清晰，但是眼视光医生一直在应用视觉训练，因为他们知道视觉训练有效。现在，随着基础医学研究进展，视觉训练背后的作用机制正在被揭示出来。

1977 年，伯恩•鲍姆医生、克斯威医生和萨内特医生针对弱视“关键期”，进行了全面文献检索，以确定是否有文献证实，在关键期（通常为 7～8 岁）之后，弱视就无法治愈。他们没有找到任何相关文献，一篇也没有！ 在此之后，持续有人证实以上结果。然而，令人不可思议的是，“关键期”这个谬误至今仍广为流传。

1992 年，在《视光学和视觉科学》上，威克等人发表研究论文，对 8～49 岁弱视患者的治疗效果进行了评估。这些大龄患者治疗后，视力都有改善，改善幅度在 75%～100% 之间。部分患者情况如下：

- 患者 JT，49 岁，弱视眼视力从 0.3 提高到 0.8。
- 患者 DD，39 岁，弱视眼视力从 0.1 提高到 0.5。
- 患者 JT，18 岁，弱视眼视力从 0.2 提高到 0.8。

患者 JT 参加研究项目前，只进行眼罩遮盖，视力没有提升。

进行视觉训练后，视力开始改善。这项研究结论如下：

“任何年龄斜弱视患者，结合配镜、遮盖和视觉训练，都可以显著提高视力，改善双眼视功能。在治疗完成 1 年后，没有发生视力和视功能回退。”

面对科学证据，是时候改变传统思想了！

在美国，过去 70 多年来，视觉训练已经治愈了无数斜弱视患者，包括大量成人患者。就我个人而言，最近 20 多年，我也治愈过很多大龄斜弱视患者。

我治愈的弱视患者中，年龄最大 58 岁，我永远都不会忘记这位患者。那时，我的职业生涯刚刚开始，而他病情很复杂。事实上，当时我根本不能确定视觉训练是否对他有效。他双眼视力分别为 0.05 和 0.2。我知道要治愈他很困难，但我不想拒绝患者，我想至少应该尝试一下。我和他约定，先治疗 3 个月，根据治疗效果，再决定是否继续。通常，患者都是每周来诊所 1 次，训练 1 个小时，每周在家训练 4～5 天，每天 20 分钟。而这个患者，每天都至少训练 1 个小时，一天都没有落下。

治疗效果非常神奇，甚至连我都觉得惊喜。在我的职业生涯中，就是那一刻，我意识到，我之前学的“在 7～8 岁后，弱视患者视力便无法恢复”这个观点并不正确。治疗结束后，患者视力提高到 0.8，建立了双眼视和立体视。虽然对那时的我来说，他的治疗效果相当惊人，但是这种治疗效果其实并不罕见。在我认识的世界各地的医生中，就有成百上千个类似案例。

尽管，视觉训练在斜弱视治疗方面取得了巨大成功，但是我们必须明白，视觉训练不是魔术。成功的基础是大量时间、专业知识和辛勤劳动，不仅需要经过专业培训的医生，也需要患者积极配合。

最重要的是，在诊断准确基础上，采用正确的治疗方案。当然，并不是所有的患者都能完全恢复正常。由于个体差异，不同患者恢复速度和程度会有所不同，但大多数人，都会有很好的治疗效果。视觉训练无疑是当前最佳选择，应当作为斜弱视治疗的首选方案。

由专业医生指导，患者积极配合，
对任何年龄人群，视觉训练都可以改善双眼视功能。

第十四章

弱视传统治疗方法

“令人沮丧的是，在我们这个时代，打破偏见比分裂原子还困难。”

——阿尔伯特•爱因斯坦

在本章中，我们将把传统过时的弱视治疗方法，与更新、更有效的治疗方法进行比较。

传统过时的弱视治疗方法

#1 过时的全天眼罩遮盖

全天眼罩遮盖治疗弱视年代久远，属于“古董级别”的弱视治疗方法，有时也用于斜视治疗。在 18 世纪，眼罩遮盖首次用于弱视治疗，将好眼遮盖以强迫弱视眼工作。自那之后，这种治疗方法就再也没有改变过。200 多年来，医生一直在开具遮盖处方，要求全天遮盖好眼，从而强迫使用弱视眼。

即使到了今天，几乎所有眼科医生和很多传统眼视光医生，还在习惯性地采用这种过时的方法，甚至把它当成唯一治疗方法。目前，弱视眼罩分为几种类型，有的像大号创可贴，有的戴上看起来像海盗。不管什么类型，它们目的都一样，完全遮挡好眼视线，希望可以使弱视眼工作。

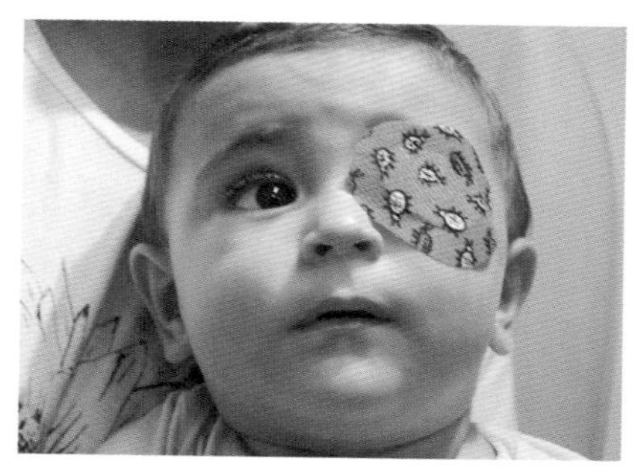
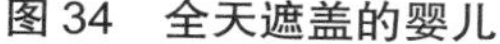

图 34　全天遮盖的婴儿

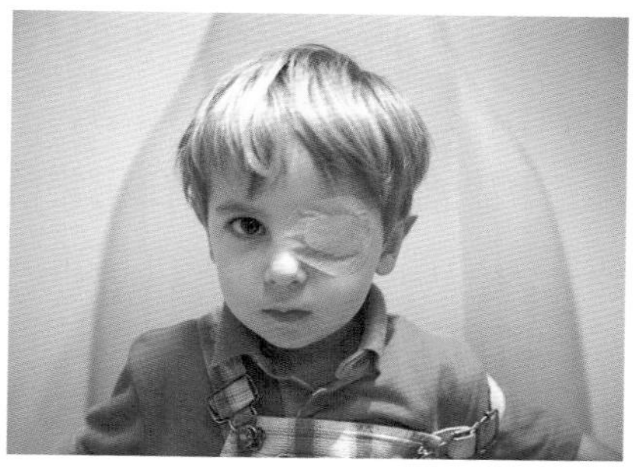

图 35　全天遮盖的幼儿

这种方法假设，遮盖可以加强弱视眼和大脑连接。虽然这听起来似乎合理，但是，医生要治疗的不仅是一只眼睛，还有整体视功能。而且，全天遮盖很难长期坚持，并会损害孩子的正常发育和心理健康。过去多年来，遮盖一直是弱视治疗唯一方法。但现在，它既不是唯一，也不是最好的方法。

全天遮盖的弊端

让我们来详细了解，全天遮盖的诸多弊端。

弊端 1：全天遮盖妨碍孩子的日常生活和学习。

在第十二章曾讲到，由于“关键期”这个错误理论，遮盖患者通常是 0～7 岁的孩子。

想象一下，这个年龄段对孩子意味着什么。这是发育最关键的时期，孩子的运动和认知能力正在以最快的速度发展。他要学习协调身体运动，学习骑自行车，学习阅读和书写，还要学习如何与其他孩子交往。弱视眼视力本来就差，遮盖好眼后，孩子就只能用弱视眼来玩耍、学习、看书、写字和社交，只能用弱视眼来获取信息，与周围环境互动。

孩子好眼被医生突然遮住，只能用弱视眼来面对周围世界。你能想象，这会对孩子的运动、认知和社交能力造成怎样的影响吗？孩子戴上眼罩后，常常在日常活动、人际交往中缺乏安全感，在学校学习更加吃力。而有的家长却不能理解，孩子为什么会这样，不能理解孩子为什么不愿意戴眼罩。

下面我举个例子来说明全天遮盖对孩子的困扰。大约 1 年前，一个 6 岁男孩来诊所做检查。他之前一直在全天遮盖，而他弱视眼视力只有 0.1，这在法规上已经符合盲人标准了。因为孩子在校学习有很大问题，所以妈妈把他带到了诊所。遮盖肯定会引起阅读困难，这并不难理解。对我来说，遮盖这个孩子的好眼可以与虐待儿童相提并论。正是在那一刻，我做出了写这本书的决定，希望家长能多了解一些斜弱视知识，希望我再也不会看到，像这个孩子一样被眼罩虐待的情况。当孩子戴着眼罩去读书、写字、学习、骑自行车或者与他人互动时，即使只戴几个小时，也会显著干扰孩子获取、处理视觉信息的能力，进而严重降低孩子整体生活质量。

我们现在处于 21 世纪，已经有了更简单、更有效的弱视治疗方法。为什么还会有人愿意，对孩子全天遮盖？

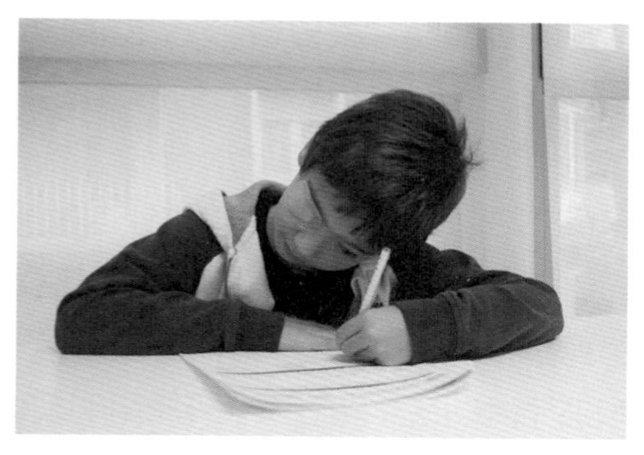

图 36 全天遮盖妨碍日常生活和学习

弊端 2：全天遮盖破坏双眼视功能发育。

全天遮盖时，双眼没有任何机会同时工作，也就没有任何机会，发育双眼视和立体视。如果遮盖前，孩子已经初步具有双眼视和立体视，也会因为遮盖而被彻底破坏。

弊端 3：全天遮盖缩小了孩子视野。

遮盖后，会使被遮盖侧视野缩小 20°～30°，破坏被遮盖侧周边视觉、运动知觉以及所有视觉和空间信息。这会让孩子陷入危险境地，比如当被遮盖侧有球或汽车过来时，孩子无法及时发现、躲避危险。

在奥利弗·萨克斯博士《心灵之窗》一书中，有一封读者来信。这位读者单眼失明，与全天遮盖很相似。信中写道："比失去立体视更可怕的是视野缺损。因为，我的大脑还误以为，我看到的是双眼全视野，所以右臂经常撞上门框，上面满是瘀伤。我常常会把右边的东西撞倒……"

弊端 4：遮盖会加重斜视，影响眼睛美观。

遮盖会使斜视角度增加或使眼位垂直偏移，让眼睛外观比遮盖前更差。

著名眼科医生冈特·诺登曾说过："由于遮盖破坏了双眼融像功能，加重双眼不平衡，从而会加大斜视角度。"

弊端 5：全天遮盖可导致复视。

即使患者遮盖前没有复视，在长期遮盖后，停止时也可能出现复视。

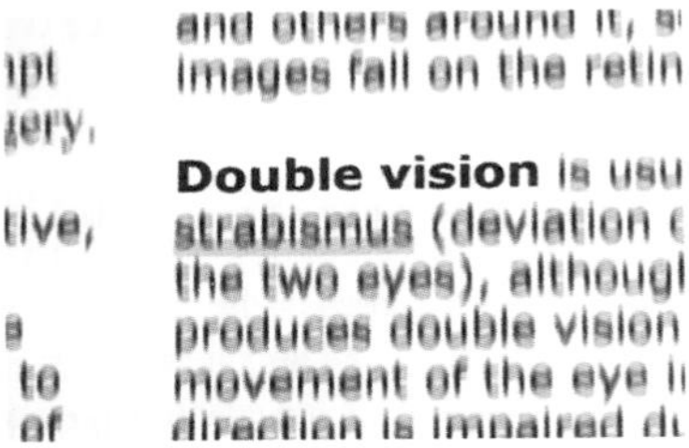

弊端 6：全天遮盖伤害孩子自信心和自我形象。

这个问题一直让我心情沉重。

图 37 全天遮盖导致复视

我听过无数个这样的故事，不管是成人还是孩子，全天遮盖都让他们非常痛苦，产生巨大心理创伤。读者在参考文献中，可以找到韦伯、伍德、戈莱和布朗的研究论文，论文中给出了遮盖和心理创伤方面的研究证据。

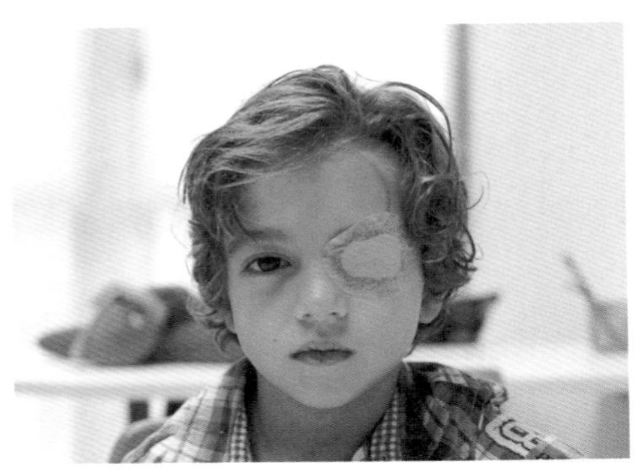

图 38　全天遮盖伤害孩子自信心和自我形象

这里我想分享一位患者的故事，如果读者有过类似亲身经历或者听到过孩子相似的表达，那么这个故事一定能引起共鸣。

马尔塔是个早产儿，现在已经 10 岁。她患有弱视，双眼相差 600 度。虽然，她从 6~8 岁，经历了连续 2 年全天遮盖。但她来诊所时，弱视眼视力依然非常差。

> 马尔塔的讲述：
>
> 那两年非常可怕，因为我戴着眼罩，学校里所有的孩子都取笑我。我不明白为什么我需要戴眼罩，直到现在我都不明白。
>
> 要是我摘下眼罩，爸妈会责骂我，可是戴上眼罩，同学们就会嘲笑我。戴眼罩确实很难看，不管戴不戴，我都很痛苦。

在仅 3 个月视觉训练后，马尔塔视力就提高了 25%，并且建立了初步双眼视和立体视。除了家里训练有时需要戴眼罩外，其他时间都不需要。8个月后，马尔塔弱视眼视力提高到1.0，并建立了正常立体视。

> 无论患者表达与否，
> 全天遮盖带来的心理创伤，将持续一生。

想知道全天遮盖的感受吗？我们可以做一个实验。在药店买一个眼罩，或者就用孩子的眼罩，把你的一只眼睛遮盖一整天，你就会明白了。

当你戴着眼罩四处走动时，你还觉得安全吗？阅读理解能力有什么变化？与周围人互动有什么感受？眼神交流有没有困难？是不是还有其他负面影响？请注意，虽然遮盖了一只眼睛，但你的另一只眼睛并没有弱视。

现在，要想真正体验弱视孩子全天遮盖的痛苦感受，就需要降低另一只眼的视力。将半透明胶带贴在眼镜片上，遮盖一只眼睛后，戴上贴有胶带的眼镜。就这样戴着眼镜，一整天都不要摘下来，一秒钟都不行。

你有什么感受？像这样工作和生活一整天，对你的视觉和心理有什么影响？现在请你认真思考一下，孩子在经历什么样的痛苦！

在我的诊所，每次有家长带着遮盖的孩子过来，我都会请他们做这个实验。在实验过程中，家长总是忍不住想要摘掉眼镜，不过我会让他们继续坚持。然后，我会给一本书让他们读，这时，很多家长都会哭出来。当他们切身体会到遮盖给孩子带来的巨大痛苦时，他们哭得都停不下来了。

我想大家肯定也能看出来，我一点儿也不支持全天遮盖。这是因为，根据大脑神经科学最新研究进展以及我自己的临床经验，我知道，即使有遮盖需要，每天短时间遮盖，就能取得更好、更快的治疗效果，根本无须让孩子承受全天戴眼罩的痛苦。他们只要在做视觉训练时戴上眼罩，就可以在更短的时间取得更好的治疗效果。如果还需要更长时间的遮盖，孩子也不用在学校或者外面玩时戴眼罩，只需每天在家遮盖 2～4 小时，就可以达到很好的治疗效果。我认为，全天遮盖对孩子来说是平添痛苦，甚至相当残忍。每当在超市或街上看到孩子戴眼罩时，我的心就会隐隐作痛。

丹尼尔•福滕巴医生列出了全天遮盖的危害：

- 情绪混乱，可导致沮丧、愤怒和难过。
- 扰乱空间方位感知。
- 干扰儿童早期运动协调能力发育。
- 破坏双眼视功能。
- 阻碍儿童社会心理发育。
- 可能会被其他孩子嘲笑和欺负。
- 给日常活动带来安全隐患，如过马路、骑自行车、开车或操作机器。
- 导致日常生活和学习困难。

2010 年，班达里通过问卷，向家长调查了遮盖困难的原因，结果如下：

- 家长不理解为什么要遮盖。
- 家长不了解什么时候应该遮盖。
- 孩子抵制戴眼罩。
- 遮盖妨碍孩子日常活动。
- 家长和孩子都觉得戴眼罩很不光彩。

如果遮盖是唯一的弱视治疗方法，那么我们别无选择，只能戴上眼罩。但事实是，我们有很多更好的治疗方法。

2014 年，在《眼科光学与生理光学》上，罗伯特•赫斯医生和他的同事们发表了研究论文《弱视双眼视功能：抑制与可塑性》。论文指出，双眼治疗方法优于单眼遮盖，对成年患者效果更好。

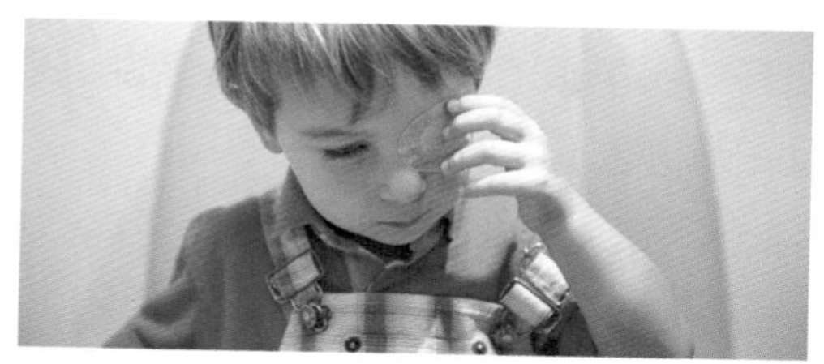

图 39　一个 2 岁孩子试图扯掉眼罩

下述观点引自伦纳德•普雷斯医生，“对固执于全天遮盖的医生，是时候让他们面对更新、更有效的弱视治疗方法了。”

> 现在是 21 世纪，
> 对于弱视治疗，我们拥有了更多选择。
> 如果仍执迷于全天遮盖，
> 这种做法不仅过时，而且对孩子有明显伤害。

#2 过时的治疗方法：阿托品滴眼液

在很多国家，医生将阿托品用于弱视治疗。阿托品可以麻痹眼肌，扩大瞳孔，使眼睛聚焦功能瘫痪，从而降低好眼视力。

阿托品的作用类似于眼罩或者半透明眼镜。遮盖时，孩子可以把眼罩摘掉，但阿托品就不存在这个问题，也不会影响美观。虽然有研究表明，阿托品和全天遮盖疗效相同，可对我来说，阿托品危害更大。这是因为，阿托品相当于“无法摘掉的眼罩”，而且需要长期使用，甚至可能会超过 1 年，即使停药后，阿托品对眼睛聚焦功能的损伤还会持续很久。而且就像其他作用于中枢神经的药物一样，阿托品也有许多副作用，如眼睛红肿、口干、排尿困难和便秘等。

普雷斯医生强调，阿托品之所以有效，是因为它利用了 MFBF 原理，即双眼视野下的单眼精细训练。换句话说，就是通过人为降低好眼视力，强迫大脑使用弱视眼。

我们将在第十八章中详细讨论更温和、更有效的弱视治疗方法。相对于阿托品和全天遮盖，这些方法没有风险，也没有副作用。阿托品不应该是首选或者唯一的弱视治疗方法。

#3 过时的治疗方法：屈光手术

有些患者来诊所时告诉我，有医生向他们推荐了屈光手术来提高弱视眼视力。尽管屈光手术可以减少双眼屈光参差，但建立双眼视和立体视仍要依靠视觉训练。

这是为什么？这里我要再次提醒读者，弱视与眼睛本身无关，双眼竞争才是根源，问题出在大脑视觉中枢神经。

桑德拉的故事（年龄：11 岁，来自西班牙马德里）

桑德拉母亲的讲述：

直到 2 年前，我们才从英国搬到西班牙。我有弱视，孩子爸爸是高度远视加散光，所以，我们一直很关注孩子视力。

2 岁时，桑德拉开始戴眼镜。眼科医生告诉我们，孩子双眼度数相差很大，需要戴眼罩。我们也咨询了其他医生，结果还是一样。所以，我们开始给孩子遮盖，以免孩子像我一样，将来成弱视。

桑德拉戴眼罩后，眼睛开始内斜，这让我们既难过又失望。眼科医生说："肯定是孩子遮盖前就有斜视，只不过遮盖后，斜视变得明显了。”

桑德拉 3 岁时，开始用眼罩遮盖右眼。起初医生告诉我们，孩子必须全天遮盖。在很长一段时间的全天遮盖后，遮盖时间缩短了一些。后来，医生跟我们说，桑德拉视力已经提高，可以不用戴眼罩了。在桑德拉 5 岁时，她的视力出现回退，不得不再次遮盖。多年戴眼罩的经历，让桑德拉再也不想继续，她也拒绝戴眼镜，因为她觉得这使她很受折磨。

1 年前，桑德拉 10 岁时，我们带她去医院做了眼科检查。结果一只眼睛非常差，视力只有 0.2，她不得不又戴上眼罩。医生告诉我们，现在孩子的年龄已经太大，视力很难提高。他建议我们去找眼视光医生，看看视觉训练有没有效果。

我想说，视觉训练的效果，简直让我们不敢相信！可是同时也让我们很难过，因为女儿这么多年来，受了太多戴眼罩的煎熬。仅仅做了 1 个月的视觉训练，女儿视力就提高了 1 倍，并且不用戴眼罩了。现在，经过 10 个月的训练，她的斜视和弱视都已痊愈。

桑德拉的讲述：

我再也不想和眼罩有任何关系！感觉以前我的生活就是在戴眼罩中度过，我觉得没人能想象眼罩会带来什么样的痛苦。同学们都嘲笑我，不管是学习还是玩游戏，我都看不清楚，感觉不能比这更糟了，现在想起眼罩我都很难受，这大概就是所谓的心理创伤吧。

验光数据和医生的讲述：

桑德拉眼睛同时有内斜和上斜。看远时，左眼被抑制，立体视很差。右眼 400 度远视加 200 度散光，视力 0.6。左眼 600 度远视，矫正视力 0.2。

治疗方案：

- 停止遮盖。
- 视觉训练。
- 隐形眼镜（治疗后期）。

初期视觉训练效果很好。开始 1 个月后，右眼视力提高到 1.0，左眼视力提高到 0.5，抑制减轻，立体视改善。这之后，每 2 周来诊所进行 1 次视觉训练，每天在家训练 15~20 分钟。训练目的在于改善双眼视功能，包括聚焦能力、单眼和双眼空间定位能力、周边视觉、眼球运动控制能力以及立体视。

10 个月后，桑德拉治疗结束。右眼视力 1.0，左眼视力 0.8，双眼视和立体视正常。

现在，每 8 个月随访 1 次，桑德拉视力、双眼视和立体视都保持很好，没有回退。

对于遮盖后视力有提升的孩子，通常在停止遮盖后会发生视力回退，这种现象十分常见。我给家长的解释是，提升视力并避免回退的“关键”在于，将双眼视作为弱视治疗的基础。

遮盖与视觉训练的理念和方法有根本抵触，是时候放弃遮盖了。我们应该采用的是，基于大脑神经科学的治疗方法，教会斜弱视患者如何正确使用大脑视觉中枢。一旦做到这一点，治疗效果便能得到长期维持。

每位患者病情不同，我们也很难事先知道哪种治疗方法效果最好。所以，医生应掌握多种治疗方法，如压抑膜、视觉训练、隐形眼镜等，并合理使用这些方法。还有一点很重要，治疗的不仅是视力，还有整体双眼视功能。

马尔塔·卡布拉医生

西班牙马德里眼视光诊所

艾德里的故事（年龄：5 岁，来自西班牙阿尔瓦塞特）

艾德里父母的讲述：

艾德里在 18 个月大之前，一直很健康。刚过 1 岁生日，他就能走路了，日常活动看起来也没问题。他 18 个月时，我们注意到，当他盯着某个东西看时，左眼会向内偏斜。起初，我们认为这可能只是暂时现象，没放在心上，但很快我们就发现，他左眼内斜越来越频繁，尤其是 3 岁上幼儿园后。

艾德里的幼儿园生活很不愉快。每周一回到家时，他都很高兴，但到了周三，他常常闷闷不乐，有时还会哭。于是，我们决定去国家卫生中心咨询。专家告诉我们，艾德里视力很差，而且患有弱视。专家建议每天遮盖好眼 2 小时，后来延长到 4 小时，并让他配戴过矫的眼镜。艾德里快 5 岁时，因为发现他交替使用眼睛，所以开始进行双眼交替遮盖，每天 3 小时。正是在这期间，艾德里视力出现恶化，日常活动能力也开始出问题。他走路变得不稳，害怕下楼梯，不敢用手接球，也不敢用脚去踢球。

我们去看过很多医生，效果都不理想。后来一个配镜师，向我们推荐了皮拉尔•维加拉医生。见到皮拉尔医生后，我们才真正了解艾德里到底是出了什么问题。皮拉尔医生告诉我们，医学在发展进步，遮盖早已不是弱视治疗的唯一手段，而且，对于发育中的孩子来说，遮盖好眼会严重妨碍他们的日常活动和学习。皮拉尔医生让我们立即停止眼罩遮盖，开始采用双鼻侧遮盖。令人惊喜的是，双鼻侧遮盖后，艾德里眼位很快就变正许多。我们觉得这简直是奇迹！可实际上，这就是大脑神经科学在弱视治疗中的临床应用。

皮拉尔医生用隐形眼镜替换了艾德里原来的框架眼镜，并开始视觉训练。接下来 3 个月，艾德里斜视减轻，视力也有提高。

随着视力提升和斜视减轻，艾德里的日常行为开始改善。他不再叛逆、乱发脾气，而是变得专注、有爱心。如果他生气了，我们可以和他谈心，他的怒气很快就没有了。他也不再那么内向，变得大胆、爱玩了。他学会了画画，风景画画得很好。所有这些变化，都发生在短短几个月内！现在，他喜欢球类运动，也很少有走路不稳或者下楼梯害怕的情况了。

艾德里目前仍在进行视觉训练。我们相信，这能使之前的治疗效果得到更好的巩固和提高。

验光数据和医生的讲述：

艾德里是转诊患者。他的父母非常担忧，因为眼罩遮盖 2 年，艾德里病情却恶化了。而且之前的医生告诉他们，手术是唯一选择。但他们担心，全身麻醉手术有风险。

艾德里父母告诉我，在遮盖之前，艾德里只是轻度斜视，而且斜视也不频繁。可遮盖后，斜视却变得越来越严重，性格也变得消极和情绪化，甚至产生了厌学的情绪。

检查发现，艾德里右眼斜视 50 个棱镜度，伴有抑制和弱视，没有立体视，视力 0.5，有 700 度远视加 200 度散光。左眼 600 度远视加 200 度散光。

2014 年 6 月，艾德里开始治疗时，这本书的西班牙语版已经交付出版社。尽管艾德里的治疗还没有结束，但我觉得这个病例很重要，所以，即使要重新排版，我还是决定在书里加上艾德里的故事。

治疗方案：

- 验光复查。

- 双鼻侧遮盖。
- 隐形眼镜。
- 近距学习时，在隐形眼镜基础上配戴双光镜。
- 视觉训练。

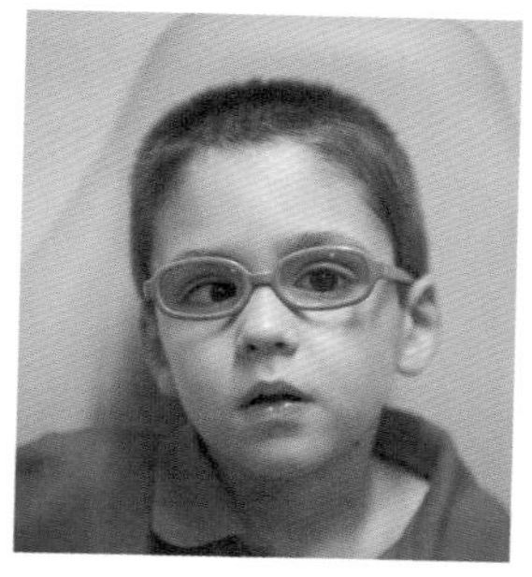
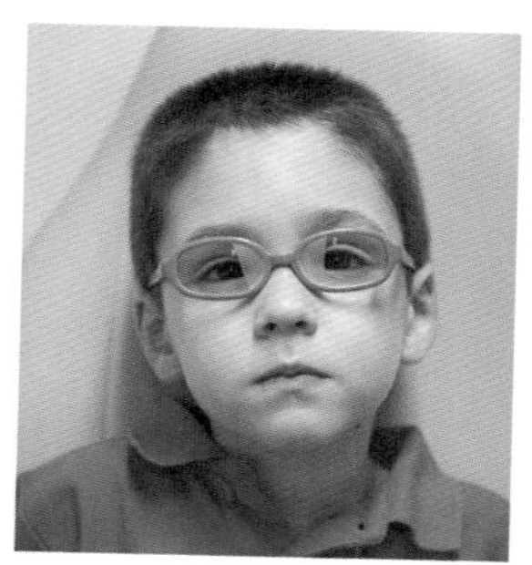
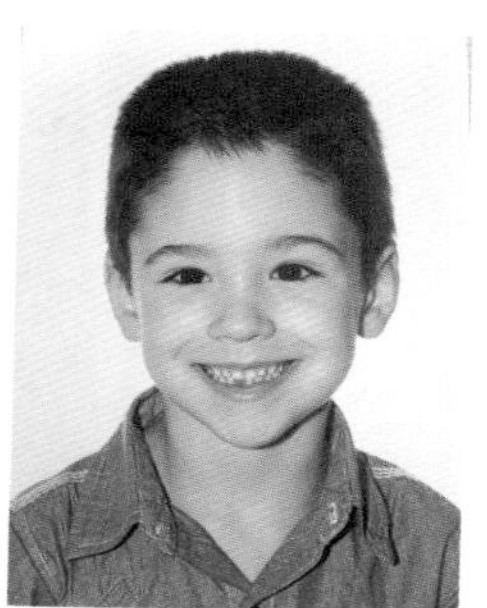

图 40　A 刚开始配戴眼镜　　B 双鼻侧遮盖　　C 配戴隐形眼镜

采用双鼻侧遮盖后，病情很快就有改善，而且没有回退。这里我想强调，双鼻侧遮盖必须要由经验丰富的临床医生来操作，只有他们才能确定双鼻侧遮盖的具体位置。家长或普通医生不应进行此项操作，因为如果操作不当，很可能会加重病情，影响康复。

除了双鼻侧遮盖，我还给艾德里配了隐形眼镜。在他完全适应后，我准备配双光镜，以方便他近距离阅读、书写以及看电脑。随着视觉训练持续进行，艾德里的病情应该还会有进一步改善。目前，艾德里斜视角度已大幅减小，并且建立了初步立体视。现在的训练目标是，让艾德里大脑学会同时使用双眼，消除弱视，建立正常双眼视和立体视。

艾德里病情的持续改善，还需要大量工作。短短 3 个月，他们的生活已经发生了翻天覆地的变化，无须再忍受遮盖的痛苦，也不用考虑手术的风险。

皮拉尔•维加拉医生，COVD 资深会员
西班牙阿尔瓦塞特斯凯芬顿眼视光诊所

第十五章

斜视传统治疗方法

“每种理论，迟早都会被实践经验所消灭。”

——阿尔伯特•爱因斯坦

传统过时的斜视治疗方法

#1 过时的斜视手术

眼科医生治疗斜视，手术是最常见手段甚至是唯一手段。将眼外肌剪断，然后重新缝合到眼球上，眼科医生希望能使眼球重新定位，并且借助于加强或减弱眼外肌作用力，阻止眼睛内斜或外斜。

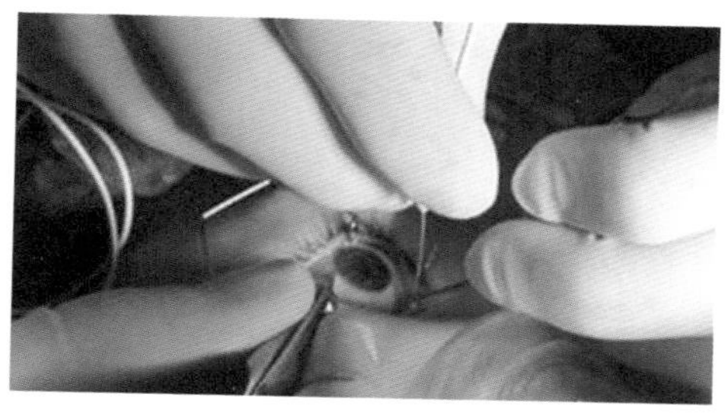

图 41　斜视手术

95% 的斜视患者，他们眼外肌肯定没有任何问题。斜视根源在大脑，或者说，在大脑向眼外肌发送的神经信号，因此，通过眼外肌手术来获得良好双眼视功能，这并不符合逻辑。就我个人经验，眼外肌手术不可能解决大脑神经问题，解决的仅仅是外观问题。这就是眼外肌手术后，双眼视和立体视很少有任何改善的原因。手术很难帮助患者学会同时使用双眼。斜视治疗的关键在于训练大脑有效控制眼外肌。

我们可以通过类比来理解以上观点。医生不会切开舌头肌肉去治疗儿童口吃，也不会切开腿部肌肉来解决脑瘫问题。因为医生知道问题出自大脑。所以，口吃和脑瘫的治疗，是通过语言、物理治疗和作业治疗训练大脑有效控制舌头和腿部肌肉。同样，斜视的治疗需要通过视觉训练，帮助大脑学会正确控制眼部肌肉。

多年前，医生就已知道斜视是大脑神经问题。1956 年，鲁德曼医生在美国医学年会眼科专题发言中讲道：

“我们发现，眼外肌解剖结构变化微乎其微，只有在极少数情况下，眼外肌会产生重要影响……根据我的临床经验，眼外肌只不过是起最终执行作用……我们关注的重点应该是眼外肌运动的源头……首先应该考虑大脑……大多数斜视患者，没有学会如何让双眼协调工作……除非患者学会正确使用双眼，否则斜视将无法治愈。”

——鲁德曼医生

美国医学会眼科学年会主席致辞

“大多数斜视，是由神经肌肉（包括大脑）
不能正确控制眼球运动所导致，
少数是由眼外肌本身问题引起。”
——摘自美国小儿眼科与斜视学会网站

斜视手术弊端

手术弊端 1：手术后，双眼依然没有协同工作。

手术无法让患者建立正常双眼视功能。最好的结果，只是眼睛外观有所改善。手术后眼位变正，并不意味着双眼视和立体视正常。

下述引用，有助于进一步阐明此观点：

杜克•埃尔德医生，英国著名斜视专家，眼科“圣经”的作者，在苏珊•巴里博士《斜视康复之路》一书中评论写道：

“斜视治愈衡量标准，是恢复双眼视功能，手术本身无法完成这项工作，仅仅是机械地促进了眼球重新定位。”

——杜克•埃尔德医生

下述引用来自眼科学术期刊：

“大家都会承认，多数内斜患者，即使经过专家治疗，也没有达到完全双眼平行以及双眼黄斑注视。”

——加朗医生

《英国眼科》

“建立双眼视功能依旧困难。婴幼儿内斜在治疗后，很少能获得正常双眼视。”

——美瑞•爱莱戈医生

《美国眼科》

手术弊端 2：多次手术

这是我想强调的另一个问题。虽然这个问题很少讨论，但是在考虑手术选项时，家长应该了解。部分患者需要多次手术，通常是2次或3次，有时甚至更多。

根据美国小儿眼科学会研究，高达69%的斜视患者需要进行二次手术。

除此之外，还有很大一部分患者，虽然手术后眼位恢复正常，但是在接下来数年，眼睛会再次一点一点偏斜，有时甚至朝相反方向偏斜！

下面来自福克、米列尔和查普曼的研究数据，证实了上述观点。很多内斜患者在手术后出现外斜，这项研究发表在《英国眼科》上。

内斜患者术后时间与外斜变化：

- 16%的患者在术后第一次随访出现外斜；
- 22%的患者在术后1年内出现外斜；
- 20%的患者在1～5年内出现外斜；
- 12%的患者在5～8年内出现外斜；
- 15%的患者在8年后出现外斜；
- 15%未知。

你或你的孩子很可能需要2次，甚至多次手术。每次手术，都要承受巨大的压力和术后创伤。

尽管3次以上手术并不多见，但是，我自己就接诊过手术6次的患者。我的同事，蒙特塞医生，也遇到过6次手术的病例。这位患者24岁，来自巴塞罗那，虽然经过多次手术，但他的症状并没有解决，目前仍遭受头痛和复视的折磨。我认识的很多医生都接诊过多次手术的患者。瑞士的格雷格•博德医生，接诊过8次手术的患者。美国加州的罗伯特•萨内特医生，接诊过5次手术的患者。美国华盛顿的凯瑟•琳沉医生，接诊过9次手术的患者。美国得州的拉德医生，接诊过 12 次手术的患者！

虽然，这些患者多次手术，承受了大量身体和精神创伤，但没有一个人眼位恢复正常，更没有人建立双眼视和立体视，各种症状依旧，仍在妨碍他们的日常生活。尽管多次手术并不常见，但没有任何人可以在第一次手术前，就知道最终需要几次手术，知道手术创伤会有多大。事实上，随着手术次数的增加，需要下次手术的可能性也在增加。

手术弊端 3：斜视手术并发症

在《斜视手术操作指南》“并发症”章节中，格雷格和马其顿阐述，斜视手术并发症包括眼外肌滑脱、眼球穿孔、视网膜脱离以及感染。另外，还可能出现斜视的过矫或欠矫、继发性垂直性斜视（一眼向上偏斜）和连续性斜视。这意味着，内斜在手术后可能变成外斜，反之亦然。在某些情况下，眼睛外观还可能变得更糟。

手术弊端 4：斜视手术缺少科学研究

2011 年，科克伦协作组织（Cochrane Collaboration）针对已发表的所有斜视手术论文，进行了全面综合研究。该组织是国际知名循证医学机构，汇聚了世界各地的杰出科学家，他们的研究非常重要！这些科学家的结论是，尽管斜视手术已经实施了几百年，但是斜视手术缺少医学基础研究，医生之间也存在争议，包括最佳手术年龄，甚至包括应该切开哪条眼外肌。下述内容直接引自该项研究，“虽然这篇综述无法解决斜视治疗的诸多争议，如手术类型、非手术治疗效果以及最佳治疗年龄。但可以明确的是，需要高质量的临床试验研究来提高婴幼儿内斜治疗方法的证据支持。”

问题：斜视手术有许多问题。例如，应该切开哪些眼外肌，切开多少，如何缝合切开的眼外肌，最佳手术年龄等。这些问题，既没有任何科学证据支持，医生之间也存在分歧。既然这样，为什么还要让自己或者孩子冒险做斜视手术？

手术弊端 5：将来可能出现学习、语言和认知问题

我认为，斜视手术的最大风险，是可能对儿童后期发育造成严重影响，尤其是过早手术的婴幼儿。

根据 2012 年 8 月发表在《儿科》上的研究论文，3 岁前进行过麻醉的儿童，即便只有 1 次，也可能为将来发育带来严重隐患。这项研究共有 2680 名儿童参加，最终结论是，“对 10 岁儿童心理学评估显示：与没接受过麻醉的儿童相比，这些在 3 岁前哪怕只接受过 1 次麻醉的儿童，他们的语言交流能力、认知能力和抽象推理能力存在明显缺陷。”

研究人员进一步指出，“如果可以明确，手术不是非做不可的（比如斜视手术），且推迟手术没有任何风险，那么，延后手术时间，应该是明智之举。”

伊莱斯的研究报告指出，出生后 3 个月内进行斜视手术，的确可以提高获得初步双眼视的可能性。但是，这个结果的代价是多次手术。而有些患者，即便不做手术，斜视也可能自然痊愈。此外研究也表明，早期手术干预会增加弱视发生概率。

关于 1 岁内婴儿斜视手术的益处，仍存在大量争议。同时，也没有任何研究表明，2 岁进行斜视手术，会比 3 岁、4 岁或者 5 岁更成功。所以，家长需要认真思考一个简单但却十分重要的问题：面对斜视手术的各种风险，例如多次手术、手术并发症、儿童发育后期可能出现的学习、语言和认知问题等是否值得，让孩子在幼年接受斜视手术？是否应该优先考虑其他治疗方式？

多数情况下，斜视手术既不是理想的选择，也不是唯一的选择！

#2 过时的治疗方法：棱镜补偿

棱镜是一种特殊镜片，能够按照特定方向折射光线，可以与常规眼镜处方结合使用。很多眼科医生，还有一些眼视光医生，使用棱镜矫正来治疗斜视。棱镜非常有用，尤其是对脑损伤引发的斜视。然而，除非一些特殊情况，我一般不使用棱镜，因为棱镜既不能教会患者双眼协同工作，也无法解决深层次的视觉问题。而且有些患者就像是在“吃”棱镜一样，每年都要更换度数更高的棱镜，才能维持之前的效果。

#3 过时的治疗方法：肉毒毒素

肉毒毒素是一种神经毒素，具有很多医学用途。很多人知道，这种药物广泛用于美容除皱。最近，肉毒毒素也被用于治疗斜视。将它注射到眼外肌后，能削弱或麻痹这些肌肉，从而使眼位变正。和其他传统治疗方法一样，肉毒毒素只对眼外肌起作用，而非大脑神经。这里要再次强调，95% 的斜视患者，问题出在大脑，而不是眼外肌。肉毒毒素既不能代替手术，也不能代替视觉训练。

此外，罗威和努南在 2012 年发表文献综述指出：很多斜视患者使用肉毒毒素效果并不好。肉毒毒素药效强烈，存在严重副作用，使用应十分谨慎，尤其是用在儿童身上。

- 肉毒毒素无法治愈斜视，效果只能维持 3～6 个月。所以，需要对眼外肌多次注射。

- 肉毒毒素有效剂量范围很大，注射前很难确定正确剂量，剂量错误可能会加重斜视。

- 可能会导致儿童上睑下垂（上眼皮垂下来），严重影响美观。上睑下垂就像眼罩一样，会阻碍眼睛视线。

- 肉毒毒素生产厂家列举了该药物多种严重副作用，包括复视（重影）、眼睑痉挛（眨眼异常）、斜颈（颈部和头部位置异常）、上睑下垂（上眼皮垂下来）。另外，有 17% 概率影响注射点毗邻眼外肌，导致垂直性斜视。有 0.3% 概率引发球后出血（眼球后方出血）。

在 2008 年 2 月 8 日，美国食品药品管理局宣布："在某些情况下，肉毒毒素可引发严重副作用，包括呼吸衰竭和死亡……由于该药物能从注射部位，扩散到身体其他部位……引起和肉毒毒素中毒相同的症状。"

2009 年 1 月，加拿大政府警告：通过扩散到身体其他部位，肉毒毒素可能引发严重副作用，包括肌无力、吞咽困难、肺炎以及呼吸障碍。

根据 2005 年 9 月科特等人发表在《美国皮肤病学会杂志》上的研究报告，在 1989—2003 年之间，肉毒毒素共导致 28 人死亡，但没有任何一例与美容有关。

家长在同意使用肉毒毒素为孩子治疗斜视前，应当认真思考，该药物存在的所有严重副作用。与其他治疗方法相比，比如视觉训练，肉毒毒素非常激进，甚至危险。在我看来，既然存在很多更简单、更安全的治疗方法，那么选择肉毒毒素肯定不符合逻辑。

肉毒毒素药效极强，存在大量潜在风险。

艾琳的故事（年龄：13岁，来自西班牙乌贝达）

艾琳父母的讲述：

艾琳1岁时，被诊断远视和斜视，然后就开始戴眼镜。她做过3次斜视手术，其中2次是全身麻醉。第一次手术，刚开始效果很好，但后来艾琳的眼球又回到了原来位置。对艾琳来说，斜视手术没有得到任何好处。接着，眼科医生又让她戴眼罩，使用阿托品，甚至注射了肉毒毒素，但都没有使艾琳眼位变正。在2012年7月，艾琳做了最后一次斜视手术。和之前一样，最初效果很好，但是后来，眼球又回到了原来斜视位置。

在格兰达，一个护士告诉我们，可以试试做视觉训练。在进行了大量咨询后，我们决定让安娜医生做一次视功能检查。检查安排在2012年12月，我们第一次了解到女儿眼睛的实际情况。在进行手术前，我们竟然不了解这些信息，真是感到羞愧！安娜医生告诉我们，女儿眼外肌由于手术受到损伤，但值得庆幸的是，这些问题并非无法解决。

安娜医生原本预计艾琳视觉训练要持续1年半。随着训练顺利开展，我们收到的检查报告结果越来越好。艾琳的训练1年就完成了，女儿说训练项目很有趣。唯一的困难是，我们每周要开很远的车，才能到安娜的诊所，但这一切都值得。

艾琳今年开始上高中，这对她是个大转变。她必须在学习上更加努力，这让她在家训练变得困难。有时她会觉得沮丧，不愿意做训练，但只要安娜医生开导，艾琳就会努力训练。她的训练效果非常好。

现在，整个训练已经结束。我们只要隔3个月复查1次，每周在家训练2次就可以。

我想强调的是，在艾琳进行视觉训练的 1 年里，不仅治疗效果很好，而且我们全家都得到安娜医生和她团队周到的服务。他们友好、积极、令人愉悦，他们的讲解通俗易懂，也很详细。现在唯一遗憾的是，我们没能早些了解视觉训练，而让艾琳做了斜视手术，经历了不必要的身体和精神创伤。

艾琳的讲述：

我叫艾琳，12 岁了，因为斜视做过 3 次手术。第一次手术时我才 4 岁，记不清楚了。第二次手术，我的眼睛被打了“毒素”，上眼皮就垂下来了，感觉非常糟糕！ 2012 年 7 月，我又做了一次手术，这次手术给我留下了不好的回忆，麻醉的感觉糟透了。我醒来时，头和眼睛都特别疼，喉咙也不舒服，整晚都在吐。我讨厌手术，再也不想做手术了。

验光数据和医生的讲述：

艾琳有交替性斜视，30 个棱镜度，医源性垂直性斜视，斜视手术所致。视力下降，眼球运动控制能力很差。艾琳说，转动眼睛时会头晕。她没有立体视，不清楚如何注视应该看的位置。

治疗方案：

- 共轭棱镜。
- 视觉训练。

我们让艾琳在诊所和家里同时进行训练。因为她的视轴出现偏移，我给她使用了共轭棱镜，以便艾琳保持身体平衡，我认为这点很重要。在训练初始阶段，我让艾琳感知眼球运动，让她明确知道自己的眼睛在看向哪里。有几项训练对艾琳至关重要，其中最重要的就是聚散球训练，因为它能使艾琳及时了解眼睛所看的方向以及双眼工作是否协调。我们消除了艾琳的双眼竞争和抑制后，取得训练效果变得容易很多。

第二项重要训练是“瓦克斯负镜片”。这是一项很全面的综合训练，帮助艾琳理解如何使用眼睛的聚焦系统，使眼睛聚焦到空间的特定位置。在训练过程中，我们经历了一些有特殊意义的时刻。最让人激动的是，艾琳第一次看到立体效果。她说：“现在我终于明白，看‘苍蝇立体视检测图’时应该看出什么。之前，眼科医生一直让我看，但我根本不知道他在说什么。”

视觉训练结束后，检查结果显示：艾琳远视度数降低，立体视恢复正常，所有阅读问题全部消失。现在，即使不戴眼镜，她的眼位也很正常，艾琳已经变成了一个快乐的女孩。

安娜•康奇洛医生

西班牙乌贝达特立尼达眼视光诊所

瑞安的故事（年龄：9 岁，来自美国得州）

瑞安父母的讲述：

瑞安是一个阳光，对生活充满热情的孩子。当人们看到他在外面玩耍或者在商店遇到他，都会说“你的眼镜真酷”。如果你问他关于眼镜的事情，他会告诉你，这副眼镜很神奇，在太阳光下会有变化。如果你接着问，为什么要戴这副眼镜，他会面带微笑，自豪地说，他的眼睛是斗鸡眼。瑞安不知道的是，他左眼的视力一直在慢慢降低。他还是婴儿时，我们就注意到，他不能同时用双眼追踪物体。

很多眼科医生告诉我们，瑞安需要通过手术来矫正眼位，这样他看东西才能正常。我们相信了这是最好的方法，所以就听从了医生建议。瑞安在 9 个月大时，做了第一次斜视手术。刚手术后，一切看起来还不错，但没过多久，我们就发现，他的眼睛又斜了。我们回到医生那里，得到一个无比沉重的消息：需要再次手术。瑞安18个月大时，做了第二次斜视手术。手术刚开始看起来有效果，我们也燃起希望，期待瑞安的眼睛，能尽可能恢复正常。我们一度相信，医生给我们指出了正确方向。然而，我们当时并不知道，手术最好的结果只是解决表面问题，对斜视根源没有任何作用。瑞安现在8岁，过去2年里，他在学校的表现和注意力急剧下降，而且每天都说自己头疼。他做健康体检时，儿科医生告诉我们，瑞安的视功能已经开始恶化。

我们很快带瑞安去看了眼科医生。医生告诉我们，唯一的办法就是进行第三次手术。但手术最多只能纠正眼位，对视功能康复没有作用。手术后最好的结果，也只是解决美观问题。我不能眼睁睁看着儿子失明！

我开始自己上网搜索瑞安的各种症状，寻找可能有效的治疗方法。我偶然发现一个有关视觉训练的网站，是由眼视光医生创建。在仔细研究后，我意识到眼视光医生可能对儿子病情有帮助。于是，我们带瑞安去做检查。经过一系列视觉和神经学检查后，我们拿到了检查结果。瑞安被诊断为外斜、近视、散光、斜视性弱视、扫视功能障碍，另外还有神经原始反射发育问题，需要进行OT治疗。过去多年来，眼科医生一直告诉我们，除了眼镜和手术，没有其他治疗方法。在被误导这么多年后，现在终于找到了正确答案。我们现在明白，如果没有视觉训练，瑞安将彻底失去视功能。因为斜视，瑞安没有深度视觉或立体视，因此，他也看不了3D电影。

上面的内容写于1年前，然后就开始了持续1年的视觉训练，这一年充满了欢笑、眼泪、挫折和成就。瑞安训练很努力，最后不但达成了目标，还完成得很出色！他不仅恢复了立体视、深度视觉、周边视觉，还提高了双眼视觉的整体功能。当初，他戴眼镜视力只有 0.3，现在已经到了 1.0！而且瑞安写字变得好看，头疼也消失了。

我们非常感谢眼视光诊所的医生们。他们尽心工作，充满热情，专业又耐心，是他们让瑞安恢复了正常视力。我们会永远心存感激。瑞安也会记住，是你们挽救了他的人生。

验光数据和医生的讲述：

瑞安婴儿时发现斜视。8 个月大时，开始使用遮盖和阿托品；9 个月大进行第一次斜视手术；18 个月时第二次斜视手术，2 次手术都是左眼。遮盖、阿托品和手术没有效果。瑞安内斜非常明显，双眼完全无法协同工作。他第一次来诊所，看远需要配戴眼镜，看近会摘掉眼镜。瑞安父母报告，他近距离学习时，总是抱怨头疼，看远时会眯起眼睛。瑞安父母清楚，他没有立体视，对瑞安左眼视功能退化非常担心。瑞安的老师报告，他非常聪明，在班级排名前三，但老师注意到，瑞安经常揉眼，很难持续集中注意力，抄黑板时丢字落字，写字非常吃力。瑞安的诊断结果是：左眼恒定性内斜、斜视性弱视、抑制、眼球运动障碍、手眼协调困难。

治疗方案：

- 远用框架眼镜。
- 双眼鼻侧遮盖。
- 视觉训练。

瑞安第一天训练，设立了骑自行车的目标。这个目标，与他父母期望的立体视刚好吻合。无论诊所还是家庭训练，瑞安表现都非常积极，很愿意配合。所有训练项目都不需要遮盖。瑞安成功完成了视觉训练，弱视和斜视全部治愈。他目前视力 1.0，立体视正常。

经过努力训练，瑞安解决了所有视功能问题，症状完全消失，达到了训练目标。

詹妮弗医生，COVD 资深会员
克里斯·斯凯利训练师，COVT
美国得克萨斯州

第十六章

斜视手术前的重要问题

是否进行斜视手术，需要慎重考虑。不管是对自己还是孩子，决定手术前，应该向医生认真咨询，罗伯特•萨内特医生列出了常见问题，供家长术前询问：

- 如果存在弱视，手术是否可以改善弱视，提高视力？
- 手术后，孩子恢复双眼视功能的概率有多大？手术是否仅能改善外观？
- 手术是否 1 次就可以成功，是否还需要更多手术？如果是，可能需要几次？
- 是否会做棱镜适应检查（至少在家持续 1 周），以评估手术成功可能性？
- 手术后，孩子是否能获得真正的双眼视功能和立体视（双眼深度视觉）？
- 手术后，孩子是否还需要配戴眼镜？
- 手术是否能改善其他相关问题，例如：学习困难、阅读书写问题、体育运动障碍？
- 术后可能的并发症有哪些？例如感染、视网膜脱离、继发性垂直性斜视或旋转性斜视以及麻醉相关的风险等。
- 是否会与眼视光医生合作，进行术前术后视觉训练以改善弱视，重建融合功能，尽最大可能让手术取得成功？

应该弄清这些问题，充分理解医生解答，同时仔细权衡手术利

---

* 可在本书参考文献和常见问题中查阅其他风险。

弊后，再考虑是否手术。如果你对这些问题还存在疑惑，那么暂时不应考虑手术。

如果仔细思考后，你选择了斜视手术，那么应该在术前和术后进行视觉训练。术前训练可以改善周边融像，会像“胶水”一样，帮助双眼协同工作。术后训练，可以继续增强“胶水”功效，让手术效果得以长期维持。

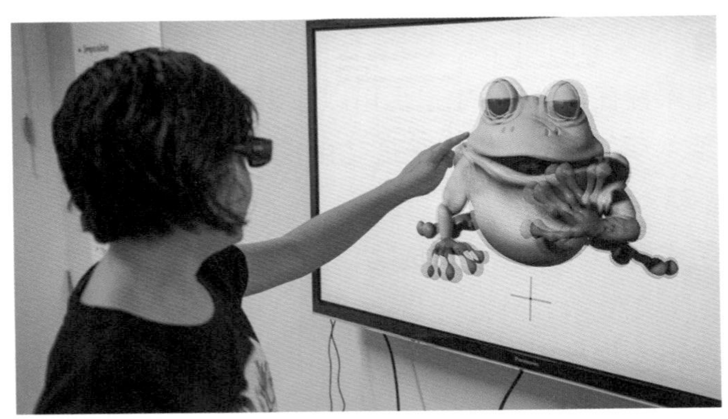

图 42　生动有趣的双眼视功能训练，患者主动参与很重要*

术前术后视觉训练的益处

术前视觉训练原因：

- 增加术前检查准确性。
- 改善融像，为手术做好准备。
- 改善斜视症状，包括阅读问题、视觉不适、空间不安全感等。

* 译者注：有兴趣的读者可扫描二维码，观看美国 VTS4 训练系统的视频简介

- 显著提高术后获得融合和立体视的概率。
- 降低再次手术的概率。
- 经常起到避免手术的作用。

术后视觉训练原因:

- 避免眼外肌切断后,出现组织粘连。
- 重建神经肌肉功能。
- 重建并加强融像功能,建立立体视。
- 降低或消除再次手术的可能性。
- 改善患者整体视觉功能和生活质量。

我用以下内容来结束斜视手术这个话题。我有两个孩子,对我而言,手术肯定是最后才会考虑。只有在所有治疗方法无效后,我才会选择手术。就像之前所说,只有在孩子 3 岁后才能进行手术,以避免麻醉导致的后续潜在风险,比如语言、学习和认知发育问题。就像所有手术一样,能避免就避免。

“在 7~8 岁后,弱视患者视力以及斜视患者双眼视功能将无法恢复。”这个说法虽然流传甚广,但并不成立。几十年来,世界各地无数大龄斜弱视患者被成功治愈。所以,没有任何理由,急切地选择手术。

每年都有越来越多的眼视光医生,开始将视觉训练用于斜弱视治疗。目前,也有很多开明的眼科诊所,会雇佣眼视光医生,进行视觉康复训练。我希望,不久的将来,眼视光医生和眼科医生能携手合作,就像双眼协同工作一样。毕竟,我们追求的目标一致,为患者视力和视功能康复提供最好的治疗。

第十七章

事实与误区总结

纵观全书，我们讨论过很多话题。在本章中，我要总结和澄清一些概念，这些概念，来自无数眼视光医生的临床经验，也为过去40年医学发展所证实。

观点	误区	事实
关键期后，大脑将无法改变	√	
生命从开始到结束，大脑神经可塑性一直存在		√
7~8岁后，弱视眼视力将无法恢复	√	
遮盖是弱视治疗唯一的方法	√	
每天遮盖2~6小时，与全天遮盖效果相同		√
在某些情况下，不用遮盖也能治愈弱视		√
对于多数斜弱视患者，视觉训练是一种有效的治疗方法		√
在任何年龄，斜弱视都能成功治愈		√
先斜视手术，再视觉训练，斜视将更容易被治愈	√	
斜视的根源在眼外肌	√	
虽然斜视手术后，治疗难度增加，但视觉训练依然有效		√
出生6个月内发生斜视的孩子，将永远无法获得立体视	√	

第十八章

21世纪斜弱视治疗方法

"真正的旅程不在于发现风景，而在于发现风景的眼睛。"

——马塞尔·普鲁斯特

目前眼视光医生，正在使用多种更新、更有效的斜弱视治疗方法。在某些情况下，可能只需要1种治疗方法。但通常需要将多种方法配合使用，有时还需要把不同训练项目，创造性地结合起来。

最新遮盖技术：

将遮盖作为弱视治疗的唯一方法已经过时。同时，手术无法解决斜视根源。

接下来我将详细讨论，眼视光医生目前采用的斜弱视治疗方法。这些方法，不但经历了几十年的临床应用，取得极大成功，而且得到最新大脑神经科学的证实和支持。

#1：短时遮盖

在2003年，美国国立卫生研究院发表研究指出，对于中度弱视，每天遮盖2小时与每天遮盖6小时效果相同。你可能会问，"既然这样，为什么还要全天遮盖?"这也正是我想问的。

我诊所的患者，只需每天在家训练时，遮盖30分钟，同时结合在诊所的训练，治疗效果就会很好。只有个别患者，需要每天遮盖2~4小时。从来没有患者需要全天遮盖，更不需要在玩耍或上学时遮盖。

我掌握的大脑神经与弱视知识越多，在视觉训练过程中，使用的单眼训练项目就越少，而双眼训练项目则越多。最后，治疗效果好的令人吃惊。

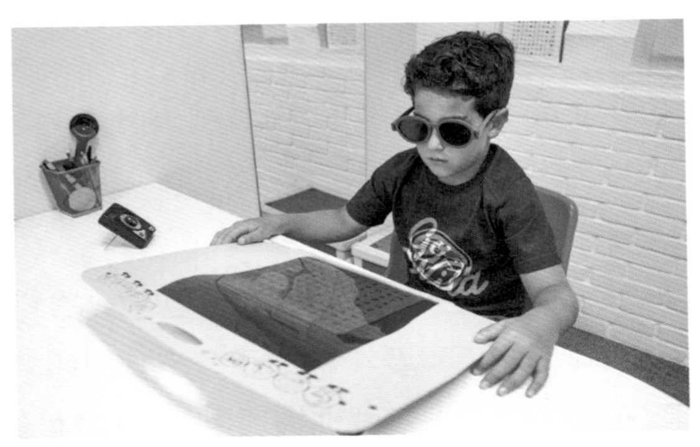

图43 患者正在做双眼视野下的单眼精细训练（MFBF）。好眼能看到背景，但看不到文字，只有弱视眼可以看到文字

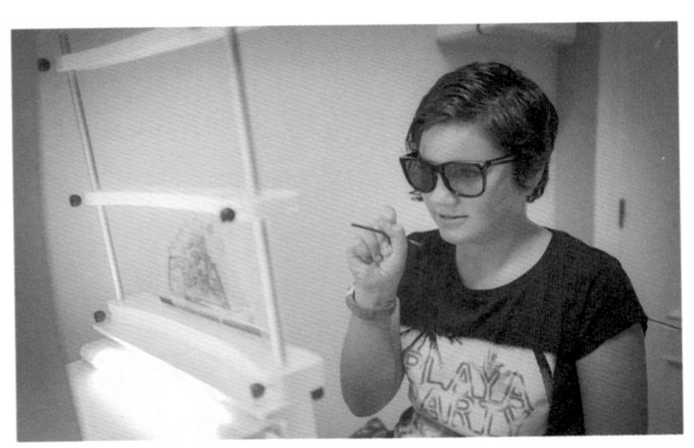

图44 患者正在做双眼视觉训练。她在看立体图，训练双眼集合和发散融像能力、空间位置辨别能力

#2：半透明遮盖膜（压抑膜）

如果遮盖，我更愿意用Bangerter压抑膜。这是一种特殊半透明薄膜，可以仅降低好眼视力，而不是完全遮盖。使用这些特殊薄膜，能准确定量降低好眼中心视力。最重要的是，被遮盖眼周边视力不受影响。

压抑膜与眼罩遮盖相比，具有很多优势：

- 不影响外观。
- 降低双眼竞争，鼓励弱视眼工作，同时好眼也能使用。
- 周边视野和运动感知功能正常，不影响孩子人身安全。
- 保留周边视觉系统的双眼视功能。
- 对于斜视性弱视患者，尽管双眼视功能脆弱，压抑膜仍可以促进大脑学习同时使用双眼，这是成功治疗的关键。相比之下，传统眼罩遮盖完全消除好眼视力，也就消除了双眼一起工作的可能性，这与最终的治疗目标背道而驰。

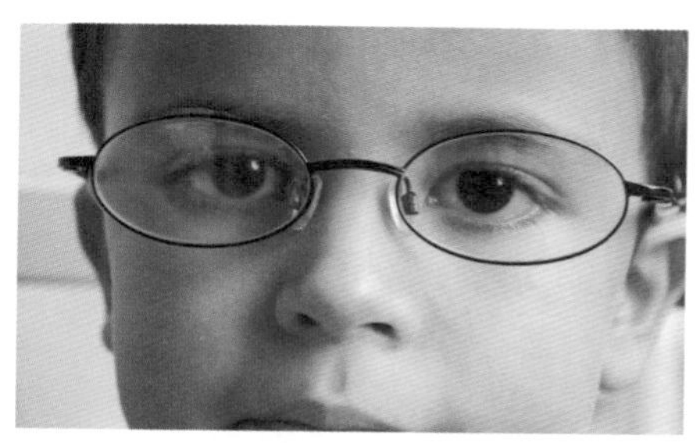

图 45　压抑膜贴在患者右眼镜片上

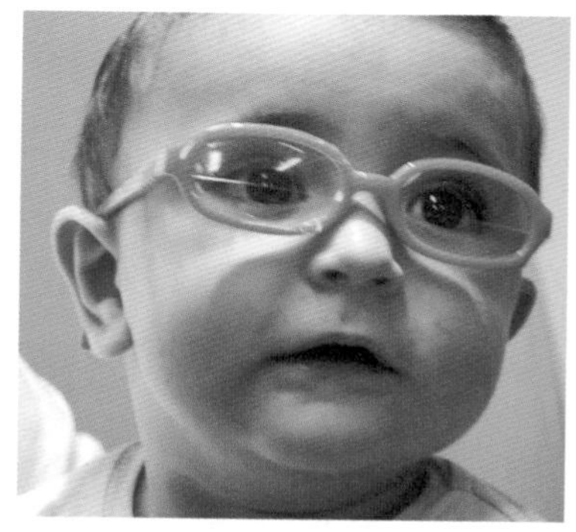

图 46　压抑膜贴在婴儿患者右眼镜片上

[*] 译者注：想了解更多压抑膜信息，可扫描二维码关注“Bangerter 压抑膜中文官网服务号”。

#3：双鼻侧遮盖

这是一种特殊的治疗方法，眼视光医生经常使用。双鼻侧遮盖是将一小块楔形薄膜，按照医生指导，贴在眼睛与鼻子之间的镜片上。双鼻侧遮盖可避免感官适应发展，是非常有效且重要的治疗手段，可用于斜视非手术治疗。

准确的遮盖尺寸和位置至关重要，这取决于患者具体病情以及患者对不同尺寸和位置的特定视觉反应。患者不应自己或让没有相关经验的医生去做双鼻侧遮盖。因为只有经验丰富的眼视光医生才能准确判定遮盖尺寸和位置，获得最佳治疗效果。下面是双鼻侧遮盖成功案例。

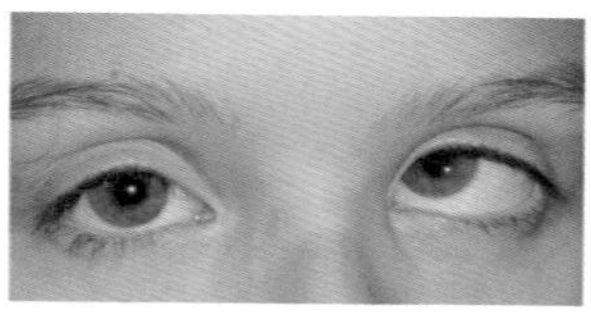
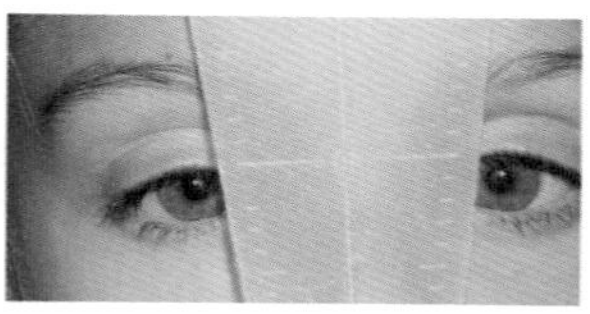

图 47、图 48　双鼻侧遮盖后，眼位立刻发生好转

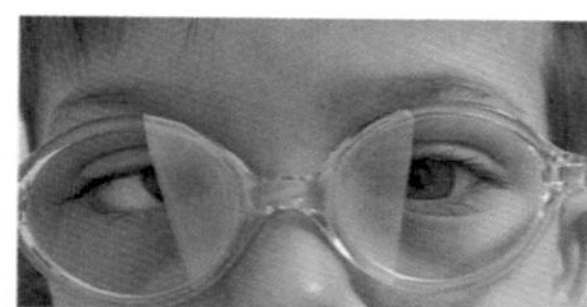
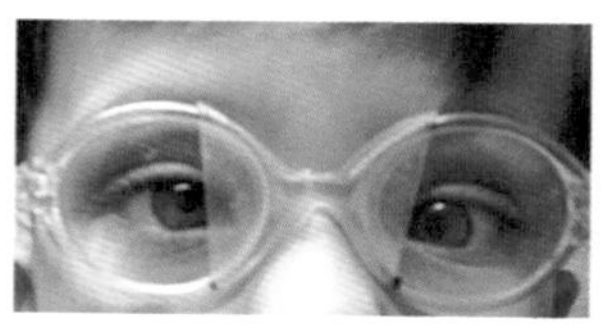

图 49、图 50　内斜患者双鼻侧遮盖 3 周后的效果

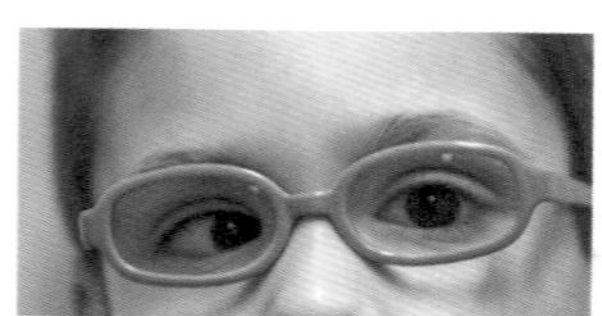
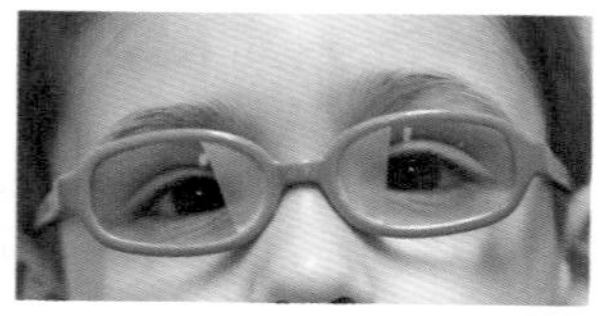

图 51、图 52　双鼻侧遮盖后，眼位立刻发生好转

#4：隐形眼镜非传统应用

隐形眼镜可以作为多数弱视患者的治疗方法，尤其是屈光参差性弱视，即双眼度数相差过大。当双眼度数相差大于200度，治疗的第一步，就应考虑验配隐形眼镜，儿童患者也不例外。因为如果配戴框架眼镜，双眼看到的图像尺寸大小不一，大脑很难将其融合。

我接诊的患者中，有人双眼镜片相差高达300、400、500度，甚至900度。虽然，这种眼镜处方正确补偿了眼睛度数，但却毫无意义，因为大脑会很快屏蔽其中一只眼睛的图像。双眼镜片度数相差过大，会造成双眼图像大小不一，大脑无法融合。因此，这种眼镜可能会短暂提高视力，但却会严重破坏双眼协同工作。

与框架眼镜不同，隐形眼镜能显著降低双眼图像大小差异。大脑可以将双眼图像融合，有利于改善双眼视功能和融合功能。

针对屈光参差性弱视，隐形眼镜对比框架眼镜的优势：

- 降低双眼图像大小差异，改善双眼视功能。
- 隐形眼镜中心与眼睛中心随时保持重合，将框架眼镜的棱镜不平衡效应降到最低。
- 隐形眼镜视野宽阔，周边视觉良好。
- 框架眼镜由于使用不当，经常出现变形，从而造成镜片轴向改变，患者屈光矫正发生错误，尤其是高度散光的儿童患者。隐形眼镜可避免该问题。
- 儿童配戴框架眼镜时，会经常从边框外围看出去，降低治疗效果。隐形眼镜没有该问题。

很多眼科医生，甚至部分眼视光医生，认为儿童不适合配戴隐形眼镜。这种错误观念的形成，是因为没有掌握最新信息或是缺少为儿童验配的临床经验和技术。儿童不能配戴隐形眼镜，这个说法没有科学依据。事实上，患有先天性白内障的婴儿，通常都在配戴隐形眼镜，有些甚至还不到1个月。当然，为婴幼儿验配隐形眼镜，需要有相关经验的眼视光医生，严密随访监督，也需要他们对患儿充满爱心和耐心。孩子非常小时，家长应主动提供帮助，随着孩子长大，也要鼓励孩子自己配戴。

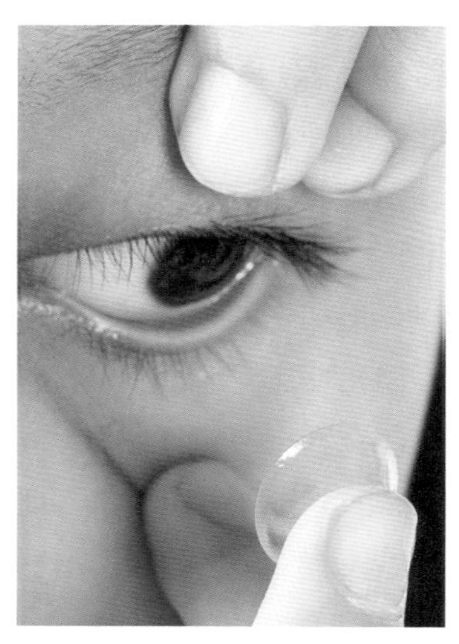

图53　一个小女孩在配戴隐形眼镜

家长可以放心，现在的隐形眼镜，早已和20年前完全不同，新型隐形眼镜，材质和设计都非常先进，屈光性能优异，配戴也非常舒适。

#5：框架眼镜的非传统应用

如果孩子不能验配隐形眼镜，可以使用特殊框架眼镜，代替传统框架眼镜。这种特殊眼镜，在外观上和普通眼镜没有区别，但它能降低双眼图像大小差异，让大脑更好融合图像。这种特殊眼镜很难验配，不应作为第一选择，应当首先尝试隐形眼镜。如果隐形眼镜不合适，再考虑这种特殊眼镜，它比普通框架眼镜要好很多。

#6：棱镜的非传统应用

在视觉训练中，有两种棱镜可以起到改变大脑神经的特殊作用，它们分别是：共轭棱镜和微小棱镜。这与传统斜视治疗采用的棱镜，非常不同。

就个人而言，这两种棱镜我经常使用。它们发挥作用时，可以显著减轻症状，提高患者空间方位感知能力和安全感。使用这两种棱镜，需要经过特殊培训，需要大量临床经验、时间和耐心，才能准确找到最佳棱镜矫正量，从而取得最好治疗效果。

#7：视觉训练

根据美国视觉训练与发展学会（COVD）的定义，视觉训练是个性化治疗项目，旨在提高患者的视觉功能，包括一系列经过临床验证的治疗方法，可用于治疗视觉信息处理问题引起的各种障碍，包括（但不限于）：

- 眼球运动障碍（眼球运动失常）。
- 聚散功能障碍（双眼不能协同工作）。
- 斜视（眼位不正）。
- 弱视。
- 调节功能异常（眼睛聚焦问题）。
- 视觉信息处理障碍。
- 手眼协调障碍。
- 脑损伤引起的视功能障碍。

就像伦纳德•普雷斯医生所说："视觉训练是艺术与科学在视觉健康领域的结合，是对配镜处方、隐形眼镜、治疗眼部疾病的补充与延伸。"

视觉训练是斜弱视治疗最强大的工具，可极大改善患者在学习、工作、运动和日常活动中的表现。

视觉训练是对大脑神经功能的训练，目标是建立新的神经连接，促进神经元再生，强化已有神经通路，从而提高和改善双眼视觉功能。大脑神经科学的研究进展已经证实，在任何年龄，都可以建立新的神经连接，再生新的神经元。

视觉训练的强大功效，还归功于另外两项特征。首先，视觉训练作用于大脑多个区域以及大脑皮层所有小叶（更多信息可查阅我的第一本书）。其次，视觉训练同时作用于上行和下行神经传导通路。上行神经传导通路，是指双眼和身体信息传递至大脑的神经通路。下行神经传导通路，是指大脑对眼睛和身体的控制。

大脑神经科学是视觉训练的理论基础，这是我们取得巨大成功的关键。

视觉训练在眼视光医生诊所进行，配合家庭训练作为辅助。孩子和家长积极参与，对取得理想治疗效果非常重要。做视觉训练时，全身心投入，可以帮助患者形成稳固的视功能，使训练效果得以持久。

对任何年龄人群，视觉训练都可以帮助改善视觉功能

视觉训练用于治疗斜视和弱视，已得到大量临床验证。有兴趣的读者，可查阅书中相关参考文献，这些高质量的科学研究，充分证明了视觉训练的有效性。

尽管如此，一些传统人士还是继续毫无根据地声称视觉训练没有证据支持。他们对许多高质量的研究视而不见。这些研究都表明，视觉训练对斜弱视的治疗效果要优于全天遮盖和斜视手术。现在，非常明确的是，没有任何科学证据表明，遮盖和手术是斜弱视患者的最好或唯一选择。

对斜弱视患者，视觉训练强调通过脱抑制、双眼视野下的单眼

精细训练（MFBF）、融合训练等，恢复双眼平衡，降低双眼竞争。同时，视觉训练通常还包括运动训练、平衡训练、两侧躯体协调训练，让新的视觉功能与身体其他功能融合，提高儿童患者生活质量。

视觉训练治疗的不仅是眼球，而是整个身体

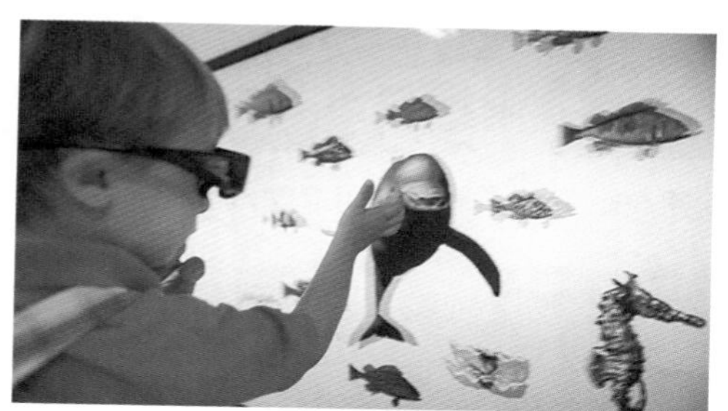

图 54　一位 2 岁患者在进行视觉训练

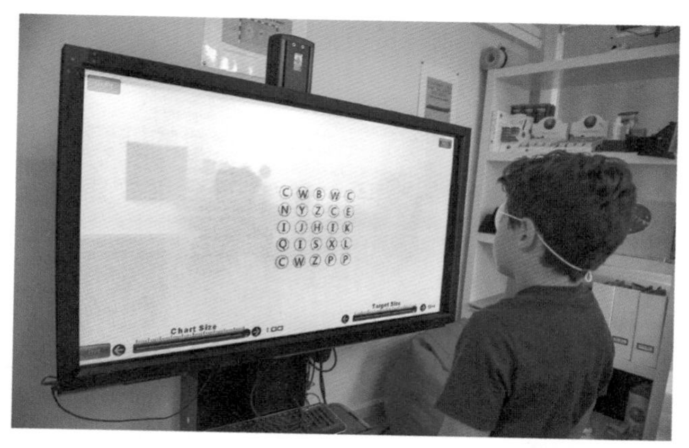

图 55　患者正在使用 SVI 系统消除弱视拥挤现象*

*译者注：读者如有兴趣了解 SVI 系统更多信息，可扫描二维码观看视频简介。

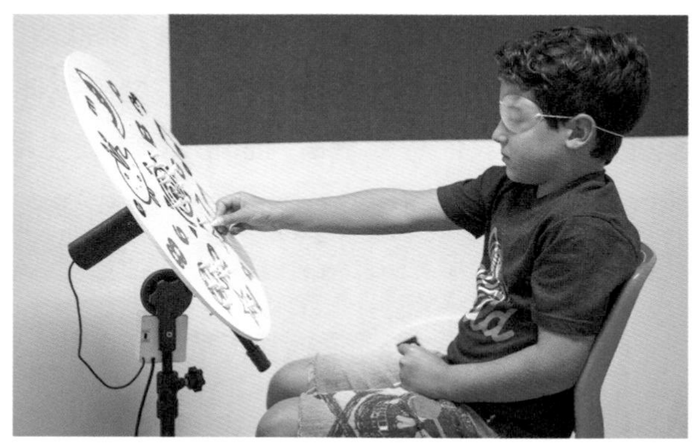

图 56　患者单眼半透明遮盖，训练手眼协调

#8：视光光疗

视光光疗在美国使用已超过 100 年。由于在实验室中，研究这项治疗手段比较困难，故鲜为人知。

视光光疗，指用特定频率有色光，刺激神经系统和视觉系统。照射光的频率，取决于形成视觉问题的具体原因。该治疗可以改善视功能，有时效果非常明显。

视光光疗作用于大脑神经，可帮助建立新的神经连接。我用视光光疗，取得过很好的治疗效果，不仅包括斜弱视患者，还有注意力缺陷患者，脑损伤引起的视功能障碍患者。

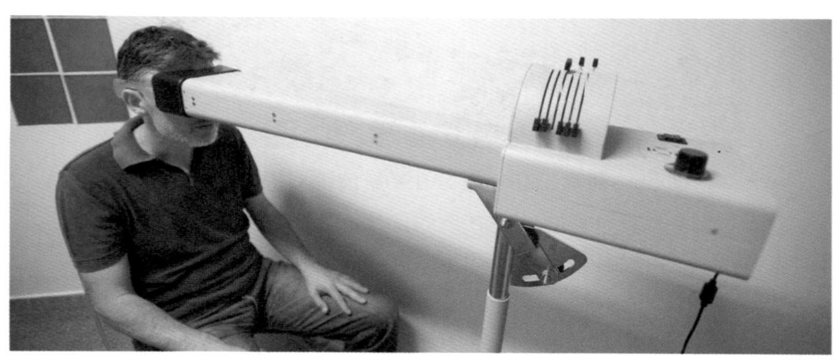

图 57　患者使用视光光疗仪器

开始视光光疗前，患者必须接受视觉检查以及专业功能性视野检查。视光光疗只能由经过相关培训，具有资质的眼视光医生操作，与视觉训练结合使用，治疗效果有时会有很大提升。

帕特里的故事(年龄：10岁，来自西班牙马德里)

帕特里父母的讲述：

帕特里6岁时，儿科医生发现她单眼视力下降，建议我们去看眼科医生。眼科医生开了眼镜处方，但没有告诉我们，孩子一只眼的视力只有0.4。6个月后，医生说孩子患有弱视，必须戴眼罩。但眼罩没让帕特里视力有任何提高，于是，医生又做了新的检查，结果发现轻度斜视。然后医生要求遮盖好眼，每天24小时，持续2个星期。如果视力没有提高，就停止遮盖。

随后每次检查，医生都强调，继续每天遮盖24小时。但视力根本没有改善。最后，医生停止了遮盖。他说，即使帕特里有这些问题，也不影响她正常生活。

帕特里10岁时，看书和写字出现很多问题。她阅读时会跳行，丢字落字，有时还会读出不存在的字词。

几个月前，我们开始进行视觉训练。训练仅仅几个星期，她的视力和学习就取得了很大进步。如果我们早些知道视觉训练，孩子就不会受这么多罪了！

帕特里的讲述：

我的生活除了眼罩，就没有别的了！我很讨厌眼罩。我看不清东西，眼睛非常累。其他人还会盯着我看，让我感觉很不舒服。我学习不好，因为很难集中注意力，眼睛非常累，有时还发红、流泪。我一直希望，医生能让我摘掉眼罩，当他说不用戴眼罩了，我非常高兴，我不在乎我的视力不好。

后来，我开始进行视觉训练，仅仅几次训练后，我第一次看到了 3D 立体效果！现在，我看到的东西，都变真实了。学习也容易很多，不像以前那么累了，阅读时，也不会出现那么多错误。我想继续做视觉训练，因为它真的有效，我生活的许多方面，都在不断改善。

验光数据和医生的讲述：

帕特里右眼矫正视力 0.4，轻度斜视，单眼深度抑制。双眼眼球运动控制能力差，这与她的阅读问题有直接关系。

治疗方案：

- 新的镜片处方。
- 视觉训练。

视觉训练后，帕特里双眼竞争改善，视力提高。更重要的是，抑制减轻后，她形成了部分立体视。帕特里对她的进步非常高兴，她训练非常努力，进步也很快。

目前已经完成 12 个训练疗程，帕特里视力提高到 0.8，眼球运动控制能力改善，第一次看到了立体效果！视觉训练还在继续，直到她取得最佳治疗效果。

帕特里母亲是抱着最后一丝希望来诊所的，之前没有人告诉她，还有遮盖之外的其他治疗方法。在视觉训练中，除了部分家庭训练，我们一般不用眼罩。眼罩不仅影响美观，还会造成心理负担，影响学习。帕特里之前被要求戴眼罩在学校学习，她弱视眼视力只有 0.4，戴了 4 年眼罩，深受折磨，没有取得任何治疗效果。通常患者视力和视功能改善并不是很快，但在帕特里这个案例上，仅用了几周，视力和立体视就取得了非常好的效果。

纳塔利医生
西班牙马德里斯凯芬顿眼视光诊所

米格尔的故事（年龄：13 岁，来自西班牙马德里）

米格尔母亲的讲述：

米格尔还非常小时，我们就怀疑，他眼睛是斜的。但儿科医生和眼科医生都检查不出来。

米格尔 5 岁时，眼睛就斜得非常明显了。我们去看小儿斜视专家，每一次医生都告诉我们，需要做眼外肌矫正手术，说这是唯一的治疗方法。

作为父母，一想到孩子还这么小，就要做大手术，心里就非常难受。我们发现，一次手术很难成功，还可能导致永久性复视。于是，我们就开始寻找那些风险小，对孩子比较好的治疗方法。如果其他方法无效，我们再考虑斜视手术，而且要等到孩子长大些，视觉系统发育更成熟些。

我自己是一名理疗师，当时就在研究大脑神经科学。我意识到，神经科学的治疗方法成功率可能更高，风险更小。为了能帮助孩子，我花费了大量时间，研究相关内容。我们发现一个网站——www.strabismus.org，上面有不同的斜视类型以及治疗方法。我们得知，视觉训练可以治疗斜视。让我惊喜的是，在治疗中心的名单中，刚好有一名眼视光医生在马德里，可以做视觉训练。

2006 年 11 月，眼视光诊所的皮拉尔医生为米格尔做了检查。当时，皮拉尔也咨询了罗伯特•萨内特医生。他们都认为米格尔病情很棘手。即使最终我们考虑进行斜视手术，但在手术前后进行视觉训练，也能提高手术成功可能性。皮拉尔不仅给予我们专业咨询，也给了我们很多心理安慰。我们之前不知道，孩子的治疗之路该通向哪里，这应该是最好的方法了。

2007 年，米格尔开始在诊所进行视觉训练。在一整学年里，孩子训练都非常努力，但效果却微乎其微。米格尔年龄太小，无法理解训练目的，也就没办法把训练成果结合到日常活动中。后来我们搬到了乡村，那段时间就没有再训练。

米格尔一直知道，如果他愿意，可以去做斜视手术。但是，即使同学嘲笑他是斗鸡眼，他都没想过要做手术。

2014 年，米格尔长大了一些，他主动要求继续进行之前的视觉训练。米格尔这次训练非常积极，把训练当作自己的责任，并且每周都坚持。这次训练由安娜·巴尔加医生负责，因为皮拉尔医生已经搬到阿尔巴塞特。

米格尔最近有了重要突破，这让他感到非常自豪。他的斜视角度大幅下降，眼位看起来正了很多。此外，米格尔说自己的视觉意识也提高了。孩子积极参与训练，并且取得了很好的治疗效果。作为父母，我们对此感到非常高兴。

我向负责米格尔治疗的训练师和医生表示诚挚感谢。也希望我们的经验，可以帮助更多类似的家庭。

米格尔的讲述：

我 5 岁时，眼睛开始出现问题。我忘了眼睛正常时的事情，只记得看东西开始改变的时候。那是夏天，我和妈妈在回家的路上，我突然感到我的头在旋转。然后很晕，看东西开始重影和模糊。刚开始，看到重影，我还觉得有点好玩，视力也是有时清楚，有时模糊。接着，就发现日常活动很不方便。在校学习也深受折磨。我经常闭上眼睛，因为觉得眼睛非常累。其他同学还取笑我。最后，为了避免眼睛太累，除了必要情况，我都不用眼睛看东西，因为看东西眼睛就很难受。我开始使用一只眼睛，甚至可以自己选择使用哪只眼。6 岁时，我开始视觉训练，那时我还小，不愿意配合训练，后来就放弃了。13 岁这一年，我决定再次进行视觉训练，这次取得了很大进步！我真实看到了提高，我的眼睛已经不斜了，人也变得自信了。视觉训练对日常活动也帮助很大。毫无疑问，所有的努力都是值得的。

验光数据和医生的讲述：

米格尔 6 岁时出现复视，来诊所就诊。由于斜视大于 60 个棱镜度，眼科医生之前建议手术。家长不愿意接受，担心手术无法保证成功，他们开始寻找其他治疗方法。找到我们后，进行了一段时间治疗。因为米格尔配合较差，治疗中断。

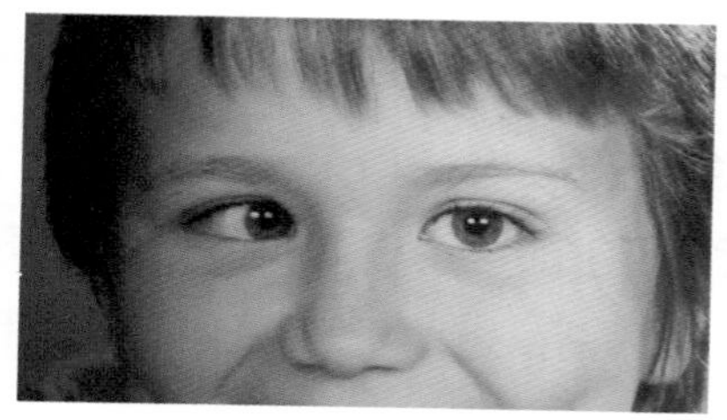
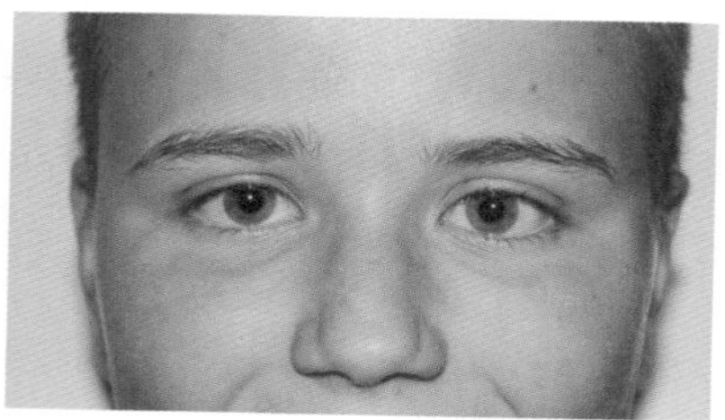

图 58　米格尔非常高兴，他想把训练前后的眼位变化，分享给大家

米格尔 13 岁回到诊所，我重新做了检查。发现他交替性内斜，50 个棱镜度。之前，米格尔持续性复视，他学会了仅使用一只眼睛，忽略另一只眼的图像。总是这样做，眼睛会非常累。他不得不经常闭眼休息，这使他写作业很痛苦，也很难和同学交流。米格尔报告，他和同学说话，总是避免眼神交流，也不喜欢游戏机、平板电脑以及手机，因为他眼睛无法持续聚焦。

治疗方案：

- 粘贴型菲涅尔棱镜。
- 视觉训练。

米格尔做过 2 次视觉训练。第一次 6 岁，没有成功，第二次 13 岁，尽管第一次训练没有成功，但仍给第二次训练打下很好基础。

在24个训练疗程后，米格尔斜视由50个棱镜度，减少到12个棱镜度。复视消失，甚至形成了立体视！

米格尔视功能改善非常大，但是，最大、最好的改变，无疑是米格尔性格的转变和安全感的提升。现在，米格尔和人交流不再躲避别人的目光。他之前走路都是低着头，现在抬头挺胸，充满自信。米格尔也不像以前那样，常常闭眼休息，无论是在校学习进行训练，还是参加娱乐活动，他都能正常使用双眼。现在，他喜欢看书，上网查询感兴趣的信息，然后和朋友分享。没有孩子再嘲笑他。他现在非常自信，也很开心，有了很多朋友。

毫无疑问，即使患者斜视度数较大，年龄较大，甚至已经成年，只要对视觉训练积极配合，治疗就能获得成功。

安娜•巴尔加医生，COVD资深会员

西班牙马德里斯凯芬顿眼视光诊所

第十九章

斜弱视患者的学习困难

视觉，不仅是清晰的视力。在过去几十年，有大量研究表明，视觉问题和学习困难密切相关。在斜弱视患者中，这种关系也真实存在。根据施蒂夫等人发表在《英国眼科》上的研究，与视功能正常的儿童相比，单眼轻度斜视性弱视的儿童，阅读能力有明显缺陷。如果一名儿童患有斜视，读书时，两只眼睛会看向不同的字母或单词，造成阅读困难。美国眼视光协会出版的《眼视光临床指南》一书中，就有 200 多篇有关视觉与学习的参考文献。现在很多儿童存在学习困难，其主要原因就是视觉问题。作为眼视光医生，我们并不直接治疗学习困难，我们治疗的是造成学习困难的视觉问题。

1999 年，美国眼视光协会发表声明：

“视觉训练不直接治疗学习困难或阅读障碍，它的目标是提高视觉效率，让孩子能更好地应对学习问题……应该作为学习困难综合治疗的一部分。”眼视光医生可以让视觉系统高效发挥潜能，从而使患者学习更易成功。

学习是一个复杂过程，而视功能是学习的基础。

学习困难相关症状

症状	可能的视觉问题
• 视力模糊 • 经常揉眼睛 • 眼睛内斜或外斜	近视、远视、散光（看远或看近不清楚）
• 写字读书时，离书本非常近 • 阅读时或阅读后，视力模糊 • 阅读理解能力下降 • 眼疲劳 • 阅读时头痛	调节问题（双眼不能聚焦，或无法持续聚焦）
• 阅读时，头部跟随视线移动 • 阅读时跳行、丢字落字 • 借助手指阅读 • 阅读理解力差 • 注意力不集中	眼球运动控制问题（从一处看向另一处时，双眼无法精确、平滑地移动）
• 看到词首相似的单词，容易混淆 • 难以辨别字母、单词、简单形状 • 无法区别关键信息和次要信息 • 难以理解简单的数学概念，如：大小、数量、位置	视觉识别问题（物体识别困难）
• 视觉想象困难 • 阅读理解能力差 • 难以理解数学概念 • 很难记住已读过的内容	视觉记忆问题（很难理解和记住看过的事物）
• 写字、画画粗心 • 写字时，很难写成一行 • 抄写困难	手眼协调困难（写字、绘画笨拙）
• 学习左、右概念困难 • 颠倒字母、数字和单词 • 字母和数字的记忆和书写困难	缺乏方向感（区分左右困难）

来源：美国视觉训练与发展学会（COVD）——www.covd.org

除了上表中所描述的症状，肯尼斯博士还指出了斜弱视患者的其他视功能缺陷，包括空间判断能力、物体分辨能力以及对比敏感度。

这些视功能问题，经常与斜弱视其他症状交织在一起，我们在第十二章对此已有讨论。

斜弱视诊断与治疗，不应仅局限于视力问题，还要考虑视功能的各个方面。

弗莱维的故事（年龄：10岁，来自西班牙圣地亚）

弗莱维母亲的讲述：

弗莱维2岁时，眼科医生发现她患有弱视，因为她父亲有斜视，我们对此非常担心。当时我正好在密歇根大学工作，弗莱维就在大学的眼科中心做了检查。诊断结果是交替性外斜。医生建议手术，由于手术预后不是很理想，所以当时我们决定暂时不做手术。回到西班牙后，我们咨询了一位儿童眼科医生，问她斜视会不会影响孩子学习。医生回答说“当然不会”。但孩子确实存在学习问题，于是我们就想，弗莱维是不是有大脑神经方面的问题。我们带她去看心理医生，心理医生告诉我们，孩子患有阿斯伯格综合征。我们不喜欢这种检查和诊断方式，所以接着去看了其他医生，诊断结果是多动症。孩子在心理医生那里治疗了1年半，结果很失望，既没有解决视觉问题，也没有解决学习问题。

然后，我们又去看了神经科医生，医生说孩子没有多动症。我们继续寻找帮助，最后找到眼视光医生加西亚。最让我感兴趣的是，视觉训练是一种大脑神经的治疗方法。治疗是通过视觉系统的学习，教会大脑看出立体效果。

我问眼科医生，斜视手术后，孩子能不能看出立体效果。医生无法回答，事实上，当我问眼科医生："做完手术后，孩子眼睛会不会拒绝这种术源性的改变，回到原来的斜视位置上？"她回答道："可能会这样。"

我问过社会保障系统的一位代表，他们说，我女儿不可能恢复立体视！在看到眼视光医生给弗莱维的治疗后，我对眼科医生否认视觉训练的有效性，感到不可思议。视觉训练 1 年后，女儿所有的视觉问题全部消失，她现在能看出立体效果！所有的学习问题也都解决，极大提高了自信心。治疗结果好的让我震惊，我自己都想去进行视觉训练了。

弗莱维的讲述：

在开始视觉训练前，我看东西经常重影，训练后，看东西再也没重影。训练也解决了生活中的很多其他问题，之前我没意识到，这些问题和眼睛有关。我感觉眼睛轻松很多，注意力也变好了。

验光数据和医生的讲述：

弗莱维现在 10 岁，从 1 岁开始全天遮盖，没有效果。9 岁开始外斜，学习困难，与同伴社交困难，经常感到沮丧。心理医生报告，弗莱维智力正常。

治疗方案：

- 视觉训练。

弗莱维患有交替性外斜和上斜，不仅影响外观，还影响整个视觉系统以及在校学习表现。她的视觉系统功能太差，无法支撑弗莱维完成学习任务。

检查发现，弗莱维在身体运动发育、双眼协同、视觉信息处理方面存在严重问题，这些都与斜视以及学习问题相关。所以，我把弗莱维的身体运动问题和视觉问题作为整体治疗，从身体、大脑、眼睛之间的相互关系着手。

视觉训练后，弗莱维斜视痊愈。只有在特殊情况下，才会偶尔外斜和上斜。学习成绩明显提高，自信心也有极大增强。

加西亚医生

西班牙圣地亚 GOGA 眼视光诊所

塞尔吉的故事(年龄:12岁,来自西班牙安道尔)

塞尔吉母亲的讲述:

塞尔吉胆子很小，注意力也不集中，他有学习困难，不喜欢阅读。多年来，我一直在寻找治疗他这些问题的方法。我们带塞尔吉做过各种检查，看过神经科医生、心理医生、精神科医生、神经心理医生、语言治疗师和眼科医生。其中，眼科医生为他验配过近视眼镜。在语言治疗 1 个月后，训练师告诉我，孩子可能有视觉问题，应该找眼视光医生进行检查，因为她发现塞尔吉的阅读困难可能与视觉问题有关。塞尔吉说，感觉文字好像飘在书本上!

检查后，露西娅医生说，塞尔吉有严重视觉问题，她无法想象塞尔吉是如何学习和阅读的。于是，我们开始做视觉训练。虽然训练很不容易，但没过多久，塞尔吉就告诉我们，他看书变得容易多了，书上的文字也不再动来动去。

作为一名母亲，我建议每年都应找眼视光医生进行检查，就像每年的儿科检查或口腔检查一样。如果所有的儿科医生，都能给家长推荐眼视光医生检查，就像推荐其他专科检查一样，那么很多孩子就能避免像塞尔吉一样，遭受读书和学习的折磨。我很感谢露西娅医生，在她的帮助下，塞尔吉现在非常快乐。

验光数据和医生的讲述:

塞尔吉视力模糊，看近看远相同，眨眼频繁，双眼经常疲劳，易流泪。阅读时，会闭上一只眼。眼睛聚焦切换困难，比如在笔记本与黑板之间的切换。无论是否配戴眼镜，塞尔吉看远视力 0.3，看近视力 0.25。之前的眼科医生给出了全天配戴的眼镜处方：

OD：-1.25 DS（125 度近视）

OS：-1.25 DS（125 度近视）

检查后，没有发现任何近视。但发现有 25 个棱镜度内斜视，看远看近相同。发现眼球运动控制问题、双眼聚焦问题、没有立体视。

治疗方案：

- 停止配戴之前的眼镜。
- 视觉训练。

塞尔吉一共在诊所进行了 20 次训练，进步明显。训练结束时，塞尔吉建立了很好的聚焦功能、眼球运动控制功能，视力正常，无须配戴眼镜。之前所有症状和学习问题全部解决，立体视良好。现在，塞尔吉阅读能力提高，不再有任何症状。

露西娅医生

西班牙安道尔巴斯德眼视光诊所

第二十章
患者真实故事

专业人士可以从理论上探讨斜视和弱视的本质是什么，如何影响患者生活，什么是最好的治疗方法。但是，没有什么比现实中患者的真实故事更感人、更准确、更有力量。读者在之前的章节，已经看到过很多患者成功案例，本章将给出更多真实故事。

维森特的故事（年龄：28岁，来自西班牙马德里）

维森特的讲述：

我今年38岁，是一名飞行员。多亏10年前我接受了视觉训练，现在才能从事喜爱的职业。

我5岁时，双眼查出远视和散光，左眼有斜视和弱视。那时，我父母还没听说过视觉训练，所以听从了眼科医生的建议，验配了眼镜，并开始全天遮盖。

我从小就以为，除了戴眼镜不舒服，我的视觉问题并不会妨碍正常生活，但事实并非如此。我一直想当飞行员，28岁时，接受第一次航空体检。在那之前，我一直没意识到，我的视觉缺陷会成为问题。当我被告知，由于斜视、弱视和双眼视缺乏，无法驾驶飞机，我深受打击。

虽然很失望，但我还是不想放弃。我看了很多眼科医生，其中一位医生是航空视觉专家。她说我的视力问题也许可以得到改善，推荐我去找眼视光医生凯莱•萨拉曼，做进一步检查。

萨拉曼医生对我说，在儿童时期进行视觉训练，效果会很理想。

但即使我现在 28 岁，只要我努力治疗，也有可能纠正视力缺陷。我在她的诊所治疗了 1 年多，并且每天在家练习 20～60 分钟。

结果简直难以置信，视觉训练结束时，我顺利地通过了航空医学体检！不仅如此，我的整体生活质量也大幅提高。

总之，视觉训练太好了。我要极力推荐它，不仅是给那些有类似问题的患者，也包括所有想提高视觉质量的人。

验光数据与医生的讲述：

维森特来诊所时 28 岁，他 5 岁时开始戴眼镜，全天遮盖。维森特告诉我们，遮盖后视力会改善，但停止遮盖，视力又下降。这种情况多次反复，最后停止遮盖。维森特第一次来诊所检查，发现弱视和内斜，并伴有垂直偏斜。弱视眼矫正视力 0.5，没有立体视。

治疗方案：

- 隐形眼镜。
- 视觉训练。

积极主动，是所有康复训练的核心，而维森特非常积极。视觉训练持续了 18 个月，治疗结束时，视力恢复到 1.0，并建立了立体视。最重要的是，维森特终于可以当飞行员了！

这是一个很好的案例，说明即使成人斜弱视患者，只要努力训练，加上眼视光医生的正确指导，也可以成功提高视力，建立立体视。

凯莱•萨拉曼医生，COVD 资深会员

西班牙马德里康姆帕眼视光诊所

鲁本的故事（年龄：9 岁，来自西班牙哈恩）

鲁本母亲的讲述：

儿子 1 岁大时，我们就一直在寻找治疗方法。我们找了一个又一个眼科医生，直到有人给我们推荐了一名儿童眼科专家。这位专家说，我们必须每天遮盖好眼 6 小时。但幼儿遮盖很困难，鲁本会一直摘掉眼罩，他的皮肤也因此过敏。看到儿子受苦，自己心里也很难受！

鲁本上学后，情况更加糟糕。我自己有弱视，知道其他孩子会有多过分，所以决定只在家里给他戴眼罩。鲁本就这样每天戴眼罩，一戴就是 4 年！一天，眼科医生没有认真解释，就告诉我们应该停止遮盖。我问她鲁本的视力恢复了吗，她说："已经恢复到了他能恢复的程度。"这就是她告诉我们的全部内容。

一段时间后，我们决定去看另一位眼科医生。医生谈到了视觉训练，但信息不多。于是，我们去了眼视光诊所，找萨尔瓦和奥罗拉医生进行检查。当检查发现儿子弱视眼视力只有 0.25 时，我们非常惊讶和悲伤。我们想，要是好眼万一出了什么问题，儿子不就跟失明一样！萨尔瓦和奥罗拉医生给了我们希望，他们说可以进行视觉训练，而且不用遮盖。训练不仅是针对眼睛本身，而且是教会大脑如何使用眼睛。

训练每周在诊所进行 1 次，同时每天在家训练。6 个月后，鲁本的视力就恢复到 0.8！我们对治疗结果非常满意，同时也很喜欢诊所的专业服务。检查过程中，医生会详细解释各项指标，并及时解答我们的疑问。

让人悲哀的是，许多专业人士，不了解视觉训练的好处。他们给孩子戴上眼罩，然后对父母说："我在大学里没学过视觉训练，所以它肯定没用。"我觉得这种做法非常残忍。视觉训练的基础是大脑神经科学，这符合逻辑，而且视觉训练确实有效。我要感谢安达鲁诊所提供的帮助。知道儿子好了很多之后，晚上睡觉都踏实了。

验光数据和医生的讲述：

鲁本来诊所，是想多听听医生的意见。2 岁时，他被诊断患有布朗综合征、斜视、弱视和斜颈，做过斜视手术，术后开始遮盖。

我们检查发现，鲁本一只眼视力 0.25，另一只眼 0.8。有内斜和上斜，没有融合，没有立体视，视觉系统失去平衡。鲁本根本不知道，如何控制自己的眼睛。

治疗方案：

- 隐形眼镜。
- 视觉训练。

鲁本首先验配了隐形眼镜，用于平衡双眼图像。然后开始视觉训练，训练包括部分单眼项目，但重点放在双眼协同工作上。

6 个月后，鲁本弱视眼视力看远 0.8，看近 1.0。有了初步融像和立体视。治疗还在继续，我们希望鲁本继续提高。

萨尔瓦医生，奥罗拉医生

西班牙哈恩安达鲁眼视光诊所

尤金伲的故事（年龄：4 岁，来自西班牙巴塞罗那）

尤金伲母亲的讲述：

女儿很小时，眼睛经常发红、流泪，总是说自己头痛。我们去看了眼科医生，医生认为是典型的泪道阻塞，一个很容易解决的小问题。检查过程中没有发现其他病因可以解释女儿的症状。我们接着看了很多眼科医生，直到有医生告诉我们，尤金伲有角膜营养不良。医生说西班牙无法手术，女儿最终会失明。这消息让我们震惊！那之后的 40 天就像生活在地狱，我们找了无数的医生咨询、检查，充满了焦虑和眼泪。

最后，诊断终于明确，是多形性角膜后层营养不良。这是一种遗传疾病，但尤金伲的爸爸和我都没有这种疾病。角膜营养不良导致角膜变形，产生高度散光。尤金伲散光超过 400 度。医生说，这是女儿眼红、流泪和头痛的原因。

有医生告诉我们，如果手术的话，巴塞罗那有专家可以做角膜移植。另一名儿科医生说，因为角膜营养不良，即使戴镜矫正，尤金伲的最好视力也只能达到 0.2。还有医生告诉我们，如果女儿角膜没有水肿，角膜营养不良本身不会造成视力下降。看到医生之间说法不一，我决定自己调查，结果发现了眼视光医学。

我带女儿看眼视光医生，刚开始并没有抱太大希望。医生的检查很全面，态度也很友善，她提议让尤金伲进行视觉训练。女儿做了很多次视觉训练，训练很困难，但非常值得。到年底，尤金伲右眼视力提高到 0.8，左眼视力提高到 1.0。真是太感谢视觉训练了，我们从未这么高兴过。

在我们对女儿角膜病进行定期随访时，眼科医生很惊讶。他说，角膜营养不良减轻很多，预后情况已经非常好。

现在，尤金伲是个戴着漂亮眼镜、视力很好的可爱女孩。令我惊讶的是，很多医院并不会告诉家长视觉训练可以帮助像尤金伲这样的孩子。视觉训练帮助太大了！很多需要帮助的人，得靠自己才能找到视觉训练，这让我很难过。

验光数据和医生的讲述：

尤金伲第一次来诊所，她母亲非常担心，角膜营养不良的诊断以及尤金伲双眼视力下降让她万分苦恼。更让她伤心的是，之前眼科医生说，没有什么办法可以帮助尤金伲。尤金伲右眼 475 度散光，轻度近视，左眼 400 度散光。右眼最佳矫正视力 0.1，左眼最佳矫正视力 0.2。另外还有追随、聚焦和融像问题，立体视很差。

治疗方案：

- 视觉训练。

尤金伲进行视觉训练 6 个月后，右眼视力提高到 0.8，左眼视力提高到 1.0，视功能良好，立体视正常。训练完成后 4 个月，随访检查没有发现回退。

艾丽萨•爱丽宝医生

西班牙巴塞罗那爱丽宝眼视光诊所

比安卡的故事（年龄：8 岁，来自西班牙巴塞罗那）

比安卡父母的讲述：

比安卡有外斜，让我们惊讶的是，比安卡第一次眼视光检查，结果没有双眼视功能，即使眼睛没有外斜时也一样。我们之前看过的眼科医生，从未提过这一点。我们决定在这家诊所，开始进行视觉训练。比安卡非常认真，每天坚持在家训练。比安卡在学习同时使用双眼，先从看近开始练习，逐渐到看远。我们看到比安卡在慢慢进步，现在她看近时，眼睛已经不会外斜，看远时外斜也很少。我们对结果非常满意，训练还在继续，我们想尽可能改善比安卡的视力。

比安卡的讲述：

很小时，我就开始戴眼罩，感觉很不好，我一点也不喜欢眼罩！

对我来说，视觉训练最大的好处就是不用戴眼罩了。训练很难，我每星期都得去诊所训练 1 次，每天还要在家训练，但努力没有白费。我的眼睛好多了，现在看近时，我能一直保持直视，看远偶尔会外斜，但外斜时，我能马上控制我的眼睛，让它立刻转回来。我很高兴，我的眼睛变正，不需要戴眼镜或眼罩了！

验光数据和医生的讲述：

比安卡父母来诊所是想咨询更多医生的意见。比安卡在 18 个月大时，眼科医生诊断她患有斜视，之后开始全天遮盖。随着比安卡长大，遮盖时间缩短，从全天减少到每天 8 小时，接着到 6 小时，最后到每天 2 小时。

之前的眼科医生给比安卡开了过矫的眼镜处方，尽管她没有近视。比安卡抱怨戴眼镜看不清楚，也很不舒服，但医生依然坚持，说这样可以减轻斜视。遮盖和眼镜没有效果，最后一次眼科检查时，那位医生说唯一的办法就是手术。

我给比安卡检查，发现她患有恒定性交替外斜，看远看近斜视量相同，双眼视力都是 1.0，没有立体视。之前的眼镜没有减轻斜视角度，对建立立体视也没有帮助。

治疗方案：

- 停止遮盖。
- 停止配戴原处方眼镜。
- 视觉训练。

停止遮盖，并停止戴眼镜后，让比安卡有机会学习同时使用双眼。目前，比安卡看近时，双眼视功能已经正常，看远时大部分时间也没问题，立体视良好，训练现在还在继续，比安卡看远视功能也将变得正常。

恩诺•古斯塔医生
马尔塔•巴斯孔医生
巴西弗洛里亚诺波利斯思亚眼视光诊所
西班牙巴塞罗那爱丽宝眼视光诊所

珍妮弗的故事(年龄：24 岁，来自美国纽约)

珍妮弗母亲的讲述：

从 5 岁起，珍妮弗就经常癫痫发作。她在开始视觉训练前还有过发作，但此后就没有了。每次癫痫发作以及发作后的一段时间，我都清楚地看到，珍妮弗原本可以转动的眼睛总会固定住（锁定），盯着最远的地方，直到癫痫发作完全结束。然后她就会睡着，醒来后一切又变得正常，直到下一次癫痫发作。看起来，好像那只眼睛转得太偏，然后被卡在那里，从而引起了癫痫发作。我之所以这样说，是因为我不相信这是巧合，我认为，癫痫的发作和眼睛的偏斜之间存在联系。我看到的是，本来可以转动的眼睛，在癫痫发作中却被锁定在固定位置，我认为这一点非常重要。

开始视觉训练前，我们和朋友一起去了罗得岛的湖边。珍妮弗的双胞胎兄弟安德鲁，驾驶一艘小船，绕着湖兜风。珍妮弗问她是否能驾驶小船，我立刻说不，但我的朋友说："让她去做吧，这很简单，她不会做错什么。"然后，珍妮弗坐在驾驶座上，开始驾驶小船……接着小船就不停打转！我的朋友惊恐地看了我一眼，说："千万别让她开车。"坦白说，我十分同意，我认为珍妮弗永远都无法开车。

开始视觉训练后，珍妮弗背着我，偷偷雇了一个驾驶教练，并拿到了驾照。她买了一辆车，并且到处开车！我佩服珍妮弗做事情的决心以及她所取得的成就，我为她感到骄傲。这里我想再次感谢斯洛特医生，感谢她对珍妮弗的支持，是她改变了珍妮弗的生活。

验光数据和医生的讲述：

珍妮弗 17 岁时，来诊所就诊。她患有脑性瘫痪（CP），运动控制紊乱，影响到她左侧的身体。当时她孤僻地坐在等候区，躲避目光接触，左眼盯着地板，右眼飘向上方或者外侧。

检查发现，珍妮弗的右眼有 45 个棱镜度外斜，外加 10～12 个棱镜度上斜。当时，我还是一名初级医生，我问身边的主治医生："这个病例，你也没办法解决吧？"他对我说："这你可不知道。"他是对的，珍妮弗这个病例教会了我很多。

拜恩医生带着珍妮弗，来到一个旋转的白色光圈前，他给珍妮弗戴上红蓝眼镜，问她看到了什么。珍妮弗学会了辨认双眼看到的不同图像。通过棱镜，来移动每只眼看到的图像，我们让珍妮弗学习融合双眼图像。珍妮弗做到了，她能把两张图片融合在一起。很快，就见到了治疗效果。

治疗方案：

- 双鼻侧遮盖。
- 部分棱镜补偿（仅在双鼻侧遮盖去除后使用）。
- 视觉训练。
- 双光眼镜。

视觉训练持续了 9 个月。现在珍妮弗眼位已经正常，建立了双眼视功能。在治疗期间，我们看着珍妮弗从一个孤僻、悲观的少女，变成一个充满活力的年轻女士、积极向上的作家和读者、活跃的 CP 社区成员。她在 CP 组织里，找了一份办公室管理工作，同时她还成为急救医疗志愿者。

在珍妮弗开始治疗 1 年后，有一天，她的母亲把我带到一边，分享了一个让人振奋的消息，"以前珍妮弗每晚入睡时都会癫痫发作，但开始视觉训练后，就完全没有了，我觉得这真是太好了。"

萨曼莎•斯洛特医生，FAAO，COVD 资深会员
患者在罗伯特•拜恩医生诊所接受治疗
罗伯特•拜恩医生，COVD 资深会员
美国纽约

马塞拉的故事（年龄：5岁，来自美国孟菲斯）

马塞拉父母的讲述：

马塞拉在9个月大时，我们第一次注意到，她左眼斜视。当地眼科医生建议，通过手术让马塞拉眼位变正。马塞拉在15个月大时，进行了斜视手术，术后开始眼罩遮盖，一个像海盗一样的眼罩紧紧贴在马塞拉脸上，罩住了她的整个右眼。对马塞拉来说，这个眼罩很不舒服，导致她左眼眼球震颤（不由自主地摆动眼球）变得更加明显，使她很难看清楚。为了避免眼球震颤，马塞拉经常把眼罩拿掉。为使治疗能继续，医生建议我们使用手臂支架，让马塞拉的手碰不到脸，防止她拿掉眼罩。每次遮盖期间，马塞拉都会尖叫、大哭，显然她很不舒服，也无法看清楚。无数次尝试，给女儿带来了巨大折磨。最终，我们放弃了眼罩遮盖，再也没有回去找那个医生。

虽然马塞拉眼位正常，而且眼球震颤也不算严重（除非遮住她的右眼），但我们还是注意到马塞拉的一些奇怪举动。看电视或看电脑时，马塞拉会头部右转将近90度，以便双眼都能盯着屏幕，她会这样坐很长时间，从不把头正对屏幕。我们开始明白，虽然马塞拉眼位已经变正，但她左眼注视点并没有改变。马塞拉的大脑，还在使用“偏心”注视点来看平面物体。就在这时，我们决定去找医生，检查马塞拉是否有视功能异常，并帮助她纠正这种行为。

马塞拉快过第二个生日时，我们了解到，南方眼视光医学院有视觉训练项目。初步检查后，马塞拉开始接受治疗，目标是改善左眼视力，解决转头问题。治疗前，马塞拉左眼看远视力0.2，存在抑制，没有双眼视功能。治疗从半透明遮盖开始，通过半透明薄膜降低右眼视力，鼓励马塞拉使用左眼来提高弱视眼视力。使用这种遮盖，马塞拉可以玩戳泡泡、滚球和踢球等，还可以玩 iPad 上的互动游戏。马塞拉很喜欢这些游戏，因为它们看起来，一点都不像训练！

3 年后，马塞拉的视觉训练仍在继续，她视力有很大提高，看电视或电脑时，头部转动也少多了。尽管马塞拉左眼仍有轻微抑制，但她现在已经有了深度视觉！我们真真切切地看到了进步，对治疗结果非常开心。

验光数据和医生的讲述：

我有幸与马塞拉一家共同努力了 3 年。马塞拉来诊所时 2 岁，接受过斜视手术。之前，她被诊断为左眼小角度残余性内斜、弱视和眼球震颤，每天遮盖 20 个小时。她的母亲说，马塞拉在看电视时，常把头转向右边。

鉴于诊断结果和患者年龄，我知道马塞拉的治疗将会是一个巨大挑战。她裸眼看远视力在 0.2~0.4 之间。尽管存在眼球震颤，但马塞拉有初步融像能力。

治疗方案：

- Bangerter 压抑膜。
- 手眼协调训练（配戴 Bangerter 压抑膜时）。
- 视觉训练。

马塞拉的治疗，从使用 Bangerter 压抑膜开始。压抑膜不影响好眼周边视力，每天遮盖 2 小时。

马塞拉 3 岁时，开始视觉训练。训练前，她右眼看远视力 0.6，左眼 0.25，右眼看近视力 0.2，左眼 0.05。视觉诱发电位显示，在较低空间频率上，左眼有轻度延时。

在马塞拉阶段治疗评估时，我很高兴地告诉她，现在右眼看远视力 0.8，左眼 0.5，右眼看近视力 0.8，左眼 0.2。

我对马塞拉取得的进步非常满意，期待接下来一两年，她能完成全部治疗。训练仍在继续，但会给马塞拉更多休息时间，好让她理解这些训练步骤。我相信，在马塞拉的案例中，单纯被动遮盖，无法取得这些成果。

马克•托布医生，FAAO，COVD 资深会员
美国南方眼视光医学院视觉康复中心主任

亚历克的故事(年龄：12 岁，来自美国印第安纳)

亚历克母亲的讲述：

亚历克出生后，就有视力问题，我不明白为什么会这样。我自己眼睛一直挺好，不知道视觉障碍是什么感受。因为亚历克患有弱视，所以 3 岁就开始戴眼镜，她右眼度数很高，但左眼正常。上幼儿园前，我们用了几个月的阿托品，中间暂停过几次。上幼儿园后，开始配戴隐形眼镜，她一直都戴着框架眼镜或隐形眼镜。上小学时，我们停用了阿托品，开始每天遮盖好眼几个小时。亚历克不愿意配合遮盖，遮盖给她的学校生活带来很大不便。我母亲在她镜片上，做了一个特别的眼罩，但亚历克还是会偷偷从边框往外看。她的大脑根本不想使用那只弱视眼。

尽管遮盖好眼，使用隐形眼镜或框架眼镜，但亚历克的弱视一直没有改善。亚历克 5 年级时，我们的社区医生推荐了一位专门从事视觉训练的眼视光医生。社区医生高度评价艾瑞克医生，说他成功治疗过很多像亚历克这样的孩子。听到这些赞扬，我们很快就去看了艾瑞克医生，虽然我们知道保险很可能不会支付这些费用，但我们仍然觉得视觉训练是亚历克最好的选择。

视觉训练对女儿帮助很大，同时也让我理解了大脑如何使用双眼。亚历克不是视觉训练最理想的患者，但她还是努力完成了 36

周的治疗。在她最后一次训练回家路上，我问她："这么多次训练，你有没有什么收获？你觉得视力有什么变化吗？"她很快对我说："有啊，变化可大了。"这让我觉得，每一次训练花费在路上的时间以及额外的费用都是值得的。我为我们在这次经历中所学到的一切感到高兴。

亚历克的讲述：

经过视觉训练，我现在可以看到雪中像小钻石一样的颗粒。以前，我看到的雪就像一片白色的绒毛，这是我能描述的最好方式了。我认为，将来开车或工作时，视觉训练对我的帮助会更大。我不太喜欢视觉训练，但我很高兴经过努力，现在双眼可以很好地工作了。我很庆幸已经做了视觉训练，而不是等到我大了才做。

验光数据和医生的讲述：

亚历克第一次检查，发现右眼 600 度远视，轻度散光，左眼正常。右眼裸眼视力 0.05，左眼 1.0。之前验配隐形眼镜，矫正视力 0.4。亚历克偶尔会不戴隐形眼镜出门，因为她觉得，戴或不戴没有太大区别。亚历克阅读时，扫视和注视都有困难。

治疗方案：

- 隐形眼镜。
- 视觉训练。

检查后，我建议亚历克继续配戴隐形眼镜，进行视觉训练。最初几周的治疗，亚历克似乎感到不安，但随着训练展开，她逐渐习惯了我们的治疗，也越来越配合。亚历克总共来诊所 40 次，包括 36 次训练和 4 次评估检查。治疗的总体目标是让亚历克的双眼能够同时可靠地获取和利用图像。治疗早期，着重训练单眼视功能，逐渐发展到同时使用双眼。亚历克很高兴只需要在诊所训练和部分家庭训练中短时间戴眼罩。亚历克 3 个月前完成治疗，目前没有发生回退。亚历克在治疗结束后 1 个月，第一次评估检查时说，她的视力改善很多，很喜欢看到跟之前不一样的雪。亚历克右眼矫正视力提高到 0.8，立体视正常。

艾瑞克·韦格尔医生

美国印第安纳格林斯堡印第安纳东南视觉中心

胡安的故事（年龄：11 岁，来自西班牙塞戈维亚）

胡安父母的讲述：

儿子的视力问题，一直让我们头疼，胡安从 2 岁开始戴眼镜，但眼科医生从未意识到他双眼都有问题。胡安 8 岁时，眼镜店的配镜师告诉我们，儿子有弱视。他给我们推荐了一位儿童眼科医生，医生要求全天遮盖（24 小时 / 天）。戴了 2 年多眼罩后，胡安几乎没有任何改善。医生说："有些患者会改善，有些不会，你的儿子就属于后者。由于视力问题，他 18 岁时，很有可能拿不到驾照。"当我们找到皮拉尔的诊所时，已经快绝望了。胡安当时已经 11 岁，看不到任何希望。感谢上帝，我们没有认输，一直在寻找，直到发现了视觉训练。

皮拉尔的治疗，完全改变了胡安的生活。儿子不仅视力改善，学习成绩也有提高，性格变得开朗。多亏了这位出色、专业的眼视光医生，现在，胡安是一个快乐、稳重的 16 岁男孩，在学校表现很好。我们每周在马德里的训练，给胡安留下非常棒的印象。这是艰难的一年，尽管付出了很多时间、精力和治疗费用，但绝对值得。

我想利用这个机会，恳请所有阅读本书的医生，考虑向他们的斜弱视患者推荐视觉训练。不让患者了解视觉训练，对患者很不公平。如果最终结果很好，也会有利于医生的声誉。首先应该考虑的，不是治疗方法或是谁提供的治疗，而是治疗效果，这永远是最重要的。

验光数据和医生的讲述：

胡安第一次来诊所时，视力很差。胡安双眼都有弱视，这使他日常活动严重受限。右眼矫正视力 0.3，左眼 0.5。这极大地影响了他的在校学习和生活，也影响了他的性格和自尊心。

治疗方案：

- 隐形眼镜。
- 双光眼镜配合隐形眼镜。
- 视觉训练。

胡安的治疗，持续了将近 1 年。他眼镜度数很高，传统框架眼镜效果不好。因此，我们给他验配了隐形眼镜，并配合双光眼镜，这能让他保持宽阔的视野，同时改善近距离学习问题。视觉训练每周在诊所进行 1 次，配合家庭训练，部分单眼训练项目，采用交替遮盖。我们训练的重点是让胡安的双眼学习同时工作。

治疗结束时，胡安右眼视力 0.8，左眼略高于 0.8。最重要的是，胡安的眼球运动控制、聚焦、视觉记忆、视觉辨别以及其他与学习体育相关的视觉功能，都有很大改善。虽然胡安的治疗效果并不完美，但他立体视正常，在校学习有很大提高，生活变得丰富多彩。

皮拉尔•维加拉医生，COVD 资深会员

西班牙巴塞罗那爱丽宝眼视光诊所

西班牙马德里斯凯芬顿眼视光诊所和萨鲁德眼视光诊所

哈维尔的故事（年龄：40 岁，来自西班牙马德里）

大约 1 年前，我遇到了哈维尔，他在积极宣传斜弱视预防治疗，给我留下深刻印象。和他交流后，我明白了为什么。

哈维尔做过斜视手术，术后引起“融合恐慌”。这意味着，他完全无法融合双眼图像。即使视觉训练也无法解决他的持久性复视。

我问他是否愿意写出自己的经历，他同意了。

哈维尔给自己的故事起了个标题，“斜弱视，一个严重受限的世界。”

哈维尔的讲述：

虽然我有很多视觉问题，但直到 4 岁戴眼罩时，我才意识到它们的存在。在课堂上，我只能使用弱视眼，我看不清老师的样子，他们在教室前面来回走动。黑板看起来像一个又大又模糊的绿色斑块，完全看不清上面写的是什么。由于学习困难，我耽误了 1 年时间。我很难按时完成作业，看起来像有多动症，要比别人多付出几倍的努力，才能取得同样的成绩。这是弱视给我的唯一困扰吗？不！我体操成绩很好，曾被邀请参加西班牙体操队训练。但我父母认为，学习和体操无法同时进行，我不得不放弃体操。

因为所谓的弱视，我不得不放弃梦想成真的机会。弱视不仅影响视力，还影响许多与学习有关的视觉功能。它会干扰眼睛聚焦、集合、视觉信息处理和空间定位。这是很大的负担，甚至会干扰好眼正常工作。如果弱视治疗不当，会影响到生活的各个方面。

美国小儿眼科学会研究表明，接受多次斜视手术的患者高达 69%，我就是其中一个。第一次手术几年后，我不得不做第二次手术。如果我的父母早知道遮盖和手术无效，他们会在手术前，带我去看眼视光医生。我的治疗是由眼科医生负责的，可悲的是，在 70 年代，很少有人知道眼视光医学。

我做的每一件事，学习、运动，甚至是快速阅读课程，我都能意识到我的视觉问题。尽管付出最大的努力，我还是赶不上别人。因为没有双眼视，我无法准确判断空间距离。开车对我和其他近 200 万的西班牙弱视患者，是一件极其危险的事情。

医生向我保证，我的好眼不会出问题。但是有一天，我踢足球时，球打在了脸上。结果，我的好眼视网膜脱离，面临失明的危险，但幸运的是，手术成功了。医生警告我，必须停止所有身体接触类运动，现在我的生活失去了乐趣。

不幸的是，由于公众缺乏了解，我的悲剧正在一次次重复上演。事实上，通过早期检查和视觉训练，弱视很容易治疗。但是还是有很多人像我一样深受弱视的折磨！

哈维尔医生
西班牙马德里临床眼视光中心

第二十一章
科学文献摘录

在本章中，我会引用一些文献内容，如果合适，还会给出我的见解。本书附录列出了完整参考文献。

如前所述，本书语言和概念通俗易懂，以便患者和家长对斜弱视能有正确了解，在治疗过程中做出明智决定。尽管语言简单，但本书所有陈述，都得到学术研究的支持，这些研究来自 200 多篇学术论文，收录在眼科、大脑神经科学以及眼视光医学领域的学术期刊。

大脑神经可塑性：

“视觉剥夺不会破坏大脑视觉中枢的神经通路，神经通路仅仅是暂时被抑制，能够快速恢复。”

——凯荷等人

美国弗吉尼亚大学医学院

《神经科学》，2005 年 10 月，卷 48，329-343

“某些高级视觉功能发育时间很长，所以视觉发育的敏感期，在任何年龄都不会停止。”

——安东尼·摩恩博士

美国纽约大学

“通常认为，超过一定年龄，弱视就无法治愈。然而，一篇综述研究的结论却恰恰相反，视力恢复没有年龄上限。许多文献报道，大龄弱视患者视力仍然能够提高……许多动物和人体试验研究证明，关键期后，大脑神经可塑性依然存在，知觉学习可有效改善视觉功能，帮助提高视力和立体视。我们现在需要重新考虑，弱视大脑神经可塑性的概念。"

——丹尼斯•利维医生，院长
美国加州大学伯克利分校眼视光医学院

作者评论：学术界已普遍接受，大脑神经可塑性终身存在，在任何年龄段，大脑神经都可以做出改变。现在，必须让所有眼科医生和眼视光医生都对此有所了解，这样，他们不会再对患者说，斜弱视由于年龄限制而无法治疗。

"大脑可以通过思维活动，改变自身结构和功能，这个观点，是我们在了解大脑基础解剖以及神经元基本工作后，对大脑认知最重要的转变。就像所有革命性观点一样，这次认知转变将产生深远影响。"

——诺尔曼•道伊奇
《大脑会自我改变》

"敏感期不会停止，对于大脑视觉中枢来说，可塑期非常长。在这些区域中，多种形式的适应性和可塑性明显可见。"

——安东尼•摩恩博士
美国纽约大学《视觉发育敏感期》

"通过控制大脑皮层的抑制性传输，可以延迟或加速视觉剥夺引起的弱视作用……通过药物或训练，缓解成人神经抑制，可建立大脑终身学习的能力。”

——高雄•亨施博士
美国哈佛大学
《打开神经可塑性的枷锁》

遮盖问题：

“遮盖对弱视的患者视力提升，作用有限。”

——伍兹、阿丸和戈特利
《英国眼科》，2006 年

“我们在英国医院，对 332 名接受遮盖治疗的儿童弱视患者，进行回顾性分析，评估他们的治疗方法、治疗效果和治疗费用。他们的遮盖时间，从 1238 小时到 2815 小时不等。调查结论是：虽然平均治疗时间很长，患者多次到医院就诊，但遮盖效果参差不齐，无法令人满意。”

——阿丸医生、格罗夫医生、萨瓦南医生和戈特洛医生
英国莱斯特皇家医院莱斯特大学眼科组
巴巴多斯岛巴圣迈克尔伊利沙伯医院眼科
英国莱斯特大学医院眼科

“基于弱视完全是单眼缺陷的假设，遮盖在临床上广泛用于改善弱视眼功能。然而，越来越多的证据表明，弱视是由于双眼不平衡，从而诱发抑制的结果。”

——罗伯特•赫斯教授
加拿大麦吉尔大学眼科学系

“弱视，是由于婴幼儿时期异常视觉状况（如：斜视、屈光参差、形觉剥夺）而引起的视觉障碍。配戴眼镜无法立刻矫正弱视，弱视是全球单眼失明的首要原因。遮盖仍然是主要治疗方法，但遮盖有时无效，存在依从性和停止遮盖后复发等问题。目前许多新的治疗方法，包括知觉学习和双眼治疗，对成人和儿童弱视患者效果更好。”

——AM Wong

加拿大多伦多大学眼科与视觉科学系

斜弱视引起的视功能障碍：

“我们以前认为，对于没有复视的成年斜视患者，他们除了眼位不正和缺少立体视外，不存在其他视功能缺陷……但这项研究证明，即使斜视患者没有复视或弱视，他们也患有其他双眼视功能障碍。”

——《美国医学会杂志》

眼科学，于 2013 年 9 月 19 日在线刊登，

来自 Medscape 医学新闻

“斜弱视患者单眼视力优于双眼视力，这可能与弱视眼引发的，大脑对双眼视功能抑制有关。”

——素柯达和埃莱塔

意大利医院眼科

阿根廷布宜诺斯艾利斯

“目前的研究与之前研究结果一致，弱视患者好眼也存在异常。这些发现，都反映了视觉系统的整体性失调，而不仅仅是单眼对屈

光不正或眼球运动障碍的适应。”

——艾格威、尼尔森和马丁
临床神经学系，眼科及视觉学系
瑞典斯德哥尔摩圣埃里眼科医院卡洛琳学院

“与对照组儿童相比，斜视儿童在扫视时，双眼协调能力存在明显缺陷，同时，他们注视所需的时间更长……斜视儿童阅读能力低下，可能与双眼扫视能力受损有关。”

——莱恩斯和比夸克
《眼科研究》

“斜视性弱视患者阅读能力受损，不仅体现在弱视眼单眼阅读时，也体现在好眼阅读或者双眼阅读时，尽管后两种情况视力正常。阅读能力缺陷与扫视、注视功能异常有关，很可能是对异常视觉状况如拥挤、抑制等采取的适应性策略。”

——肯尼度医生、普劳德医生和戈特洛医生
莱斯特大学药学与生物学院眼科学组
英国莱斯特皇家医院

“弱视及双眼视异常儿童，常伴有手眼协调功能受损，弱视儿童在所有视觉状况下都动作笨拙。恢复双眼视功能，有利于改善弱视儿童的手眼协调能力。”

——萨特尔、梅尔莫和芬莱
新南威尔士大学眼视光和视觉科学学院
伦敦城市大学亨利•威康视觉科学实验室
英国伦敦墨菲眼科医院

“如果仅用视力来评估弱视儿童，则弱视眼视力下降，而非弱视眼视力正常。然而，如果用对比敏感度来评估弱视，双眼均出现下降。遮盖治疗期间，弱视眼视力和对比敏感度都有提高，而非弱视眼对比敏感度提高。这些结果提示，非弱视眼并非完全正常，对比敏感度可以为弱视评估提供更多信息。”

——丽古瑞、罗杰斯和布雷默

《小儿眼科与斜视》1990 年 1–2 月；

27(1): 32–8 论述 39

斜视手术：低成功率和潜在风险

“大家都会承认，多数内斜患者，即使经过专家治疗，也没有完全达到双眼平行以及双眼黄斑注视。”

——加朗医生

《英国眼科》

“多数斜视，是神经肌肉（包括大脑）对眼球的控制异常，而由眼外肌问题引起的斜视并不常见。”

——美国小儿眼科与斜视学会网站

“婴幼儿内斜，很难达到双眼视。”

——美瑞•爱莱戈医生

《眼科》

作者评论：上面两则引用来自两位斜视手术医生，表明手术通常只能改善眼睛外观，但却无法教会双眼协同工作。

“婴儿内斜治疗文献，多数是回顾性研究或者前瞻性队列研究。虽然这篇综述无法解决斜视治疗的诸多争议，例如手术类型、非手术治疗效果以及最佳治疗年龄。但可以明确的是，需要高质量的临床试验研究来提高婴幼儿内斜治疗方法的证据支持。”

——埃利奥、沙菲克

婴儿内斜治疗（来自 Cochrane 图书馆，2011 年）

作者评论：对于斜视手术治疗与非手术治疗，目前还缺乏权威对照研究。事实上，目前顶尖的斜视手术医生之间，就最佳手术年龄甚至切开哪条眼外肌，仍存在大量争议。

“我们中一些人，倾向于根据解剖知识，把重点放在眼外肌上……根据我的临床经验，眼外肌只不过起执行作用……我们关注的重点，应该是眼外肌运动的源头……首先应该考虑大脑……我们发现，眼外肌解剖结构变化微乎其微，只有在极少数情况下，眼外肌才会产生重要影响……大多数斜视患者，没有学会如何让双眼协调工作……除非患者学会正确使用双眼，否则斜视将无法治愈。”

——鲁德曼医生

主席致辞，美国医学会眼科学年会

心理问题：

“遮盖治疗弱视，存在依从性问题，而且家长和孩子都非常痛苦。”

——哈瑞斯、克拉克和赖特

《眼科

“遮盖治疗，对儿童和家长，都是一段痛苦的经历。遮盖好眼，会严重限制儿童日常活动，让儿童感到沮丧，产生心理创伤。虽然治疗的目的是减轻弱视，恢复视力，但是应该考虑，减轻父母和孩子在治疗过程中的痛苦以及负面心理影响。”

——戈帕尔和阿娜达•萨尔玛博士

尼泊尔加德满都狮子会眼科研究中心

“接受过遮盖治疗的弱视儿童，社会接受度明显偏低。社会接受度与遮盖治疗史显著相关，但与斜视病史或配戴眼镜无关。”

——韦伯、伍德、戈莱和布朗

澳大利亚昆士兰大学眼视光医学院生物医学创新研究所

作者评论：上述三篇研究，都是讨论遮盖的负面心理影响，考虑到遮盖潜在的心理问题，并且已经存在更简单、更有效、没有心理负担的弱视治疗方法，为什么家长还要冒险，让孩子接受遮盖治疗？

新的治疗方法和视觉训练的有效性验证：

“使用包括镜片、遮盖和视觉训练在内的一系列治疗方法，能够长久、显著地提高视力和双眼视功能，而且任何年龄段都适用。”

——威克医生、温加德医生、科特医生和沙伊曼医生

《视光学与视觉科学》

“双眼融合异常是弱视的常见特征。双眼竞争和弱视眼抑制，在弱视的形成和治疗中起重要作用。”

——伦纳德•普雷斯医生

原 COVD 主席

“通过3组斜视性弱视病例证实：抑制降低后，在训练状态下，患者双眼图像可以正常融合。延长患者双眼图像融合时间，可以增强双眼视功能，最终患者可以在自然观察条件下正常融合双眼图像。抑制减轻以及双眼视功能增强，会提高患者弱视眼视力，帮助建立立体视，这为弱视新治疗方法提供了基础。这种方法完全基于双眼治疗，并以减轻抑制作为治疗的第一步。”

——赫斯、曼苏里和汤普森

麦吉尔视觉研究所

加拿大魁北克蒙特利尔

“本研究的目的，是评估神经视觉训练（也称知觉视觉训练）在提高弱视患者最佳矫正视力以及对比敏感度方面的疗效。研究结果显示，知觉视觉训练可以改善弱视患者视力。”

——耶欧思、巴尔西

《临床眼科》2014；8：49–53.

“弱视与抑制联系紧密，弱视的治疗通常是通过遮盖好眼或者使好眼接收模糊的图像，从而鼓励患者使用弱视眼。虽然遮盖对改善弱视眼视力有效，但它并不能直接解决弱视产生的双眼视功能缺陷。反复将有弱视和抑制的患者暴露在双眼平衡的视觉刺激下，可以减少抑制，改善单眼和双眼视觉功能。”

——新西兰奥克兰大学视光学与视觉科学系

加拿大麦吉尔大学眼科学系

“动物研究表明，单眼视觉剥夺后，大脑视觉中枢双眼连接仍然保留。结合这项结论，强烈提议，将立体视训练纳入日常的双眼训练中，作为弱视遮盖疗法的一部分。"

——米切尔

加拿大哈利法克斯达尔豪斯大学心理学系

"我们在调节及聚散训练前后，对集合不足儿童的行为和心理特征进行了评估。结果显示：治疗后，儿童的焦虑、抑郁、行为和心理问题，都有显著改善。"

——博斯廷、米切尔、阿诺德和蔡斯博士

美国加州富勒顿马歇尔•凯彻姆大学

美国加州波莫纳威斯顿卫生科学学院

"我们的研究直接证明，通过双眼分视刺激来减轻弱视眼抑制，比强迫使用弱视眼，更有利于促进大脑神经可塑性。这表明，抑制是阻止弱视患者大脑双眼视觉发挥作用的关键机制。"

——李劲嵘博士

中山大学中山眼科中心

"这项研究表明，垂直聚散训练可以减少斜视角度，减轻歪头程度，为双眼融像创造条件，最终可作为眼外肌手术的辅助或替代治疗手段。"

——伊尔施和盖顿医生

美国约翰•霍普金斯医院

"本次研究采用的知觉学习训练，既可以提高弱视眼视力，也能改善患者的立体视。由此证明，双眼视觉训练可用于儿童弱视治疗。"

——西默斯、格雷和克里瑞医生

英国格拉斯哥戈特威医院特雷特眼科研究所

"认知训练，可以帮助大脑视觉中枢神经重新连接……这些发现对成人视功能缺陷，例如成人弱视，非常有帮助，因为这有助于加速视觉训练的研发，改善视觉功能。"

——斯蒂芬·恩格尔教授

美国明尼苏达大学科学与工程学院生物医学工程学系

"这些研究结果，强调了眼外肌神经信号对眼位的控制作用，表明适当的视觉训练，对双眼视功能异常患者的身体平衡和运动功能有改善作用。"

——普若卡等

《视觉研究》2014；98：35-45.

作者评论：本章仅引用了部分科学研究，但已充分证明采用新方法治疗斜弱视的必要性。

本章所有引用，都直接来源于权威的眼科、视光学和视觉科学学术期刊，这对读者非常重要，这些引用清楚地表明：

- 在科学文献中，有大量强有力的研究证实，在任何年龄段，都存在大脑神经可塑性。
- 目前，有许多更好的治疗方法，比全天遮盖风险更低、副作用更小。
- 对多数斜视患者来说，斜视手术，不应是首选的或者唯一的治疗手段。

- 对于斜弱视患者，眼视光医学提供了更安全、更有效的治疗方法。

如果能让所有保守的眼科医生和眼视光医生学习最新的科学研究，改变他们过时的治疗方法。那么，患者的病情就能得到更好的康复，这个世界也会变得更美好。

参考文献

1. Eldad A, Kai D, Sjatkowski MR. Factors related to strabismus decompensation after a period of prolonged postoperative stability. Presented in part as a poster at the 2013 annual meeting of the association for research in vision and ophthalmology, Seattle, Washington, May 5-7.
2. Agrawal R, Conner IP, Odom JV, Schwartz TL, Mendola JD. Relating binocular and monocular vision in strabismic and anisometropic amblyopia. Arch Ophthalmol 2006:124:844-850.
3. American Heart Association. (2010, March 4). Students' physical fitness associated with academic achievement; organized physical activity. Science Daily. Retrieved April 14, 2014.
4. American Optometric Association. Care of patient with Amblyopia. Optometric clinical practice guidelines.
5. American Optometric Association. Care of patient with strabismus: Endotropia and Exotropia Optometric clinical practice guidelines.
6. American Optometric association. Learning and Dyslexia: AAO & AOA, 1999.
7. Arndt GA, Stock MC. Bradycardia during cold ocular irrigation under general anaesthesia: An example of the driving reflex. Can J Anesth 1993;40:511-14.
8. Astle AT, McGraw PV, Webb BS, Can human amblyopia be treated in adulthood? Strabismus 2001;19;99-109.
9. Astle AT, McGraw PV, Webb BS. Recovery of stereo acuity in adults with amblyopia. BMJ Case Reports, 2011, doi:10.1136/bcr07.2010.3143.
10. Astle AT, Webb BS, McGraw PV. The pattern of learned visual improvements in adult amblyopia Invest Ophthalmol Vis Sci 2011;52:7195-204.
11. Astle AT, Webb BS, McGraw PV. Can perceptual learning be used to treat amblyopia beyond the critical period of visual development? Ophthal Physiol Opt 2011;31:564-73.
12. Avicarni. Adult cortical plasticity and reorganization. Sci and Med. February, 1997.
13. Awadein A, Sharma M, Bazemore MG, et al. Adjustable suture Strabismus surgery in infants and children. JAAPOS 2008;12:585-590.
14. Awan M, Proudlock FA, Grosvenor D, Choudhuri I, Sarvananthan N, Gottlob I. An audit of the outcome of amblyopia treatment: A retrospective analysis of 322 children. British J of Oph 2009 94(8):1007-11
15. Baker, D.H., Meese, T.S., Mansouri, B. & Hess, R.F. (2007). Binocular summation of contrast remains intact in strabismic amblyopia. Invest Ophthalmol Vis Sci 2007;48(11):5332-8.
16. Baker DH, Meese TS, Hess RF. Contrast masking in strabismic amblyopia: attenuation, noise, interocular suppression and binocular summation. Vis Res. 2008;48;1625-40.
17. Baroncelli L, Lamberto M, Sale A. New perspectives in amblyopia therapy on adults: A critical role for the excitatory/inhibitory balance. Front Cell Neurosci 2011; 5:25. doi: 10.3389/fncel.2011.00025
18. Barry S. Fixing My Gaze: A Scientist's Journey into Seeing in Three Dimensions. Basic Books, 2009.

19. Barry S, Blog: Eye On the Brain from Psychology Today.
20. Barry S. The Work & Wisdom of Dr. Frederick W. Brock. J Behav Optom 2011;22:59-63.
21. Bavelier D, Levi DM ,Li RW, Dan Y, Hensch TK .Removing brakes on adult brain plasticity:from molecular to behavioral interventions. J Neurosci 2010;30:14964-71.
22. Bedell, HE, Flom MC. Monocular spatial distortion in strabismic amblyopia. Invest Ophtalmol Vis Sci 1981;20:263-8.
23. Bietti GB. Problems of anesthesia in strabismus surgery. Int Ophthalmol Clin. 1966;6:727-37.
24. Birch Eileen E. amblyopia and binocular vision. Prog Retin Eye Res. 2013; 33:67-84. Published online Nov 29, 2012. doi: 10.1016/j.preteyeres.2012.11.001.
25. Birnbaum MH, Koslowe K, Sanet R. Success in amblyopia therapy as a function of age: A literature survey. Am J Optom Physiol Opt, 1977;54:269-75.
26. Black JM, Hess RF, Cooperstock JR, To L, Thompson B. The measurement and treatment of suppression in amblyopia. J Vis Exp 2012;70, e3927, doi: 10.3791/3927.
27. Black JM, Thompson B, Maehara G, Hess RF. A compact clinical instrument for quantifying suppression. Optom Vis. Sci 2011;88, E334-343, doi:10.1097/OPX.0b013e318205a162.
28. Borsting E, Mitchell GL, Arnold LE, Sheiman M, et al, Behavioral and emotional problems associated with convergence insufficiency in children: An open trial. J Atten Disord Published online before print November 22, 2013, doi: 10.1177/1087054713511528
29. Breitmeyer BG. Sustained (P) and transient (M) channels in vision: A review and implications for reading. In: Willows DM, Kruk RS, Corcos E, eds: Visual Processes in Reading and Reading disabilities. New York: Routledge, 2013.
30. Brock FW Lecture Notes On Strabismus.
31. Fischer B. Looking for learning audition - vision – counting overcoming visual and auditory developmental deficits In children and teenagers. JOVD 2008;39(4).
32. Caloroso EE. Orthoptics University of California, Berkeley. School of Optometry, 1976.
33. Caloroso EE, Rouse MW. Clinical Management of Strabismus. Boston: Butterworth-Heinemann, 1993.
34. Chan TY, Mao AJ, Piggott JR, Makar I. Factors affecting postoperative stereopsis in acquired nonaccommodative esotropia. Can J Ophthalmol. 2012; 47(6):479-83.
35. Chung S., Roger W. Li2, Dennis M. Levi. Learning to Identify Near-Acuity Letters, either with or without Flankers, Results in Improved Letter Size and Spacing Limits in Adults with Amblyopia.Plos one 2012;7(4):e35829.
36. Ciuffreda KJ, Levi DM, Selenow A. Amblyopia: Basic and Clinical Aspects. Boston: Butterworth-Heinemann.1991, 1-64
37. Ciuffreda KJ, Kenyon RV, Stark L. Fixional eye movements in ambyopia and strabismus.J AM Optm Assoc 1979:50:1251-8.
38. Cochrane Library. The Cochran Collaboration. The Cochran Library 2011 Issue 8. The chranelibrary.com Interventions for Infantile Esotropia (Review).

39. Cohen AH. Monocular fixation in a binocular field. J Am Optome Assoc 1981;52:801-6.

40. Conner IP, Odom JV, Schwartz TL and Mendola JD. Retinotopic maps and foveal suppression in the visual cortex of amblyopic adults. J Physiol 2007;15;583(Pt 1):159-73. Epub 2007 Jul 12.

41. Coté TR, Mohan AK, Polder JA, Walton MK, Braun MM. Botulinum toxin type A injections: Adverse events reported to the US Food and Drug Administration in therapeutic and cosmetic cases. J Am Acad Dermatol 2005;53:407-15.

42. Daum K, McCormack GL. Fusion and Binocularity. In: Benjamin W, ed. Borish: Clinical Refraction. 2006, 145-91.

43. Ding J. Levi DM. (2011). Recovery of stereopsis through perceptual learning in human adults with abnormal binocular vision. Proc Nat Acad Sci 2011;108: E733-E741.

44. Doidge N. The Brain Changes Itself: Stories of Personal Triumph from the Frontiers of Brain Science United States. London: Penguin Books. 2007.

45. Duffy FH, Snodgrass SR, Burchfiel JL, Conway JL. Bicuculline reversal of deprivation amblyopia in the cat. Nature 1976;260:256-7.

46. Duke-Elder S, Wybar K; System of Ophthalmology, Vol. VI: Ocular Motility and Strabismus. St. Louis, MO: C. V. Mosby; 1973: 489; quoted in Barry SR; Fixing My Gaze; New York; Basic Books; 2009; p. 189.

47. Elliott S, Shafiq A. Intervention for Infant Esotropia. Oxford The Cochrane Library, 2008 Issue 2. Chichester, UK: John Wiley & Sons, Ltd.

48. Eriksson et al, 1998. Neurogenesis in the adult human hippocampus. Nature Med 4:1313-17.

49. Firth AY, Stevenson C .Depth of suppression in anisometropic amblyopia (with or without microtropia). Binocul Vis Strabolog Q Simms Romano. 2012; 27(3):187-94.

50. Fitzgerald D, Krumholtz I. Study of maintenance of visual acuity gains 1-2 years after treatment. Optometry 2002;73(3),

51. Flax N. Com¬mon sense management of amblyopia: Amblyopes are people, not eyes. J Optom Vis Dev 1995;26(2):53-56.

52. Friedman, David S; Repka, Michael X.; et al. Prevalence of amblyopia and strabismus in white and african american children Aged 6 through 71 months the Baltimore Pediatric Eye Disease Study. Ophthalmology 2009;116:2128–34.

53. Folk ER, Miller MT, Chapman L. Consecutive exotropia following surgery. Br J Ophthalmol 1983; 67:546-8.

54. Fortenbacher Amblyopia should occlusion therapy for lazy eye include a warning label? The Vision Help Blog, 2013.

55. Fortenbacher Amblyopia realities and hope through the eyes of a graphic designer. The Vision Help Blog, 2013.

56. Fortenbacher, et al. Advanced Amblyopia Treatment for Faster and Better Outcomes. Presented at the Annual Michigan Vision Therapy Study Group. February 8, 2013.

57. Fronius M, Cirina L, Cordey A, Ohrloff C. Visual improvement during psychophysical training in an adult amblyopic eye following visual loss in the contralateral eye. Graefes Arch Clin Exp Ophthalmol 2005;243:278-80.

58. Fronius M, Cirina L, Kuhli C, Cordey A, Ohrloff C. Training the adult amblyopic eye with"perceptual learning"after vision loss inthe non-amblyopic eye. Strabismus 2006;14:75-9.

59. Garzia, RP. The efficacy of visual training in amblyopia: A literature review. Am J Optom Physiol Opt 1987;64:393-404.

60. Getz Donald,Strabismus and amblyopia, introduction to Behavioral Optometry. OEP.

61. Gilbert CD, Sigman M, Crist RE. The neural basis of perceptual learning. Neuron 2001;31(5):681–697.

62. Good WV, da sa Luis CF, Lyons CJ, Hoyt SC. Monocular visual outcome in untreated early onset esotropia. Br J Ophthalmol 1993:77:492-4.

63. Gopal B, Ananda KS, Gauri SS, Bharatpur C. Parental understanding and psychosocial impact of occlusion therapy on amblyopic children and their parents. J Behav Optom 2012;23:3-8.

64. Gopal B. Patching for the treatment of amblyopia: Subjective responses of parents. J Behav Optom 2010;21:13-5.

65. Grant S, Moseley MJ. Amblyopia and real-world visuomotor tasks. Strabismus 2011;19(3):119-28.

66. Gregson RMC. Macewen CJ. Complications of Strabismus Surgery-How to Avoid and Manage Them. Manual of Strabismus Surgery, Butterworth-Heinemann 2003.

67. Grisham JD, Simons HD. Refractive error and the reading process: A literature analysis. J Am Optom Assoc 1986; 57(1):44-55.68. Grosvenor T. Are visual anomalies related to reading ability? J Am Optom Assoc 1977;48(4):510-7.

69. Harauzov A, Spolidoro M, DiCristo G, De Pasquale R, Cancedda L., et al. Reducing intracortical inhibition in the adult visual cortex promotes ocular dominance plasticity. J Neurosci 2010;30:361-71.

70. Haridas A; Sundaram V. Adjustable versus non-adjustable sutures for strabismus. Cochrane Database Syst Rev 2013;2:7.

71. Harwerth RS, Smith EL, III, Duncan GC, Crawford ML, von Noorden GK. Multiple sensitive periods in the development of the primate visual system. Science 1986; 232:235-8.

72. He HY, Ray B, Dennis K, Quinlan EM. Experience-dependent recovery of vision following chronic deprivation amblyopia. Nat Neurosci 2007;10:1134-6.

73. Herbison N, Cobb S, Gregson R, Ash I, Eastgate R, Purdy J, Hepburn T, Mackeith D, Foss A.Interactive binocular treatment (I-BiT) for amblyopia: results of a pilot study of 3D shutter glasses system. Eye (Lond). 2013 Jun 28.

74. Hess RF, Mansouri B, Thompson B. A new binocular approach to the treatment of amblyopia in adults well beyond the critical period of visual development. Restor Neurol Neurosci 2010;28:793-802.

75. Hess R. F, Mansouri B, Thompson B. A binocular approach to treating amblyopia: Antisuppression therapy. Optometry and Vision Science, 2010;87;697-704.

76. Hess RF, Mansouri B, Dakin SC, Allen H. Integration of local motion is normal in amblyopia. J. Opt Soc Am A 2006;23(5):1-8.

77. Hess RF, Hutchinson CV, Ledgeway T. Mansouri B. Binocular influences on global motion processing in the human visual system. Vis Res, 2007;47:1682-92.

78. Hess RF, Li X, Lu G, Thompson B, Hansen BC. The contrast dependence of the cortical fMRI deficit in amblyopia; a selective loss at higher contrasts. Hum. Brain Mapp 2010;31:1233-48.

79. Holmes JM, Clarke MP. Amblyopia. Lancet 2006;367:1343-51.

80. Hoyama E, Limawararut V, et al. Blinding orbital cellulitis: A complication of strabismus surgery. Ophthalmic Plastic Reconstructive Surg V22(6);472-99.

81. Hrisos S, Clark MP, Wright CM. Emotional impact of amblyopia treatment of amblyopia treatment in preschool children. J Ophthal 2004;111:1550-56.

82. Huang C-B, Zhou Y, Lu Z-L. Broad bandwidth of perceptual learning in the visual system of adults with anisometropic amblyopia. Pro Nat Acad Sci 2008;105:4068-73.

83. Hubel D. Eye, Brain and Vision. Scientific American Library.1988

84. Husk JS, Farivar R, Hess RF. Amblyopic deficits in processing structure-from-motion. J Vis 2012;12(4). doi:10.1167/12.4.4

85. Hussain Z, Webb BS, Astle AT, McGraw PV. Perceptual learning reduces crowding in amblyopia and in the normal periphery. J Neurosci 2012; 32:474-80.

86. Conner IP, Odom JV, Schwartz TL, Mendola JD. Retinotopic maps and foveal suppression in the visual cortex of amblyopic adults. J Physiol. 2007;583(Pt 1):159-73.

87. Ing, C, DiMaggio C, Whitehouse, A, et al. Long-term differences in language and cognitive function after childhood exposure to anesthesia. Pediatrics 2012;30(3):e476-85.

88. Ing MR. Outcome study of surgical alignment before six months of age for infantile esotropia. Ophthalmology 1995;102(12):2041-5.

89. Ing MR. Surgical alignment prior to six months of age for congenital esotropia. Trans Am Ophthalmol Soc. 1995;93:135-146.

90. Irsch K, Guyton DL, Ramey NA, Adyanthaya RS, Ying HS. Vertical vergence adaptation produces an objective vertical deviation that changes with head tilt. Invest Ophthalmol Vis Sci 2013;3;54(5):3108-14.

91. Li J,Thompson B, Lam CSY, Deng D, et al. The Role of Suppression in Amblyopia. Invest. Ophthalmol Vis Sci 2011;52:4169-76.

92. Li J, Thompson B, Deng D, Chan LYL; et al. Dichoptic training enables the adultamblyopic brain to learn. Curr Biol 2013;23(8):R308-9.

93. Kanonidou E, Proudlock FA, Gottlob I.Reading strategies in mild to moderate strabismic amblyopia: An eye movement investigation. Invest Ophthalmol Vis Sci. 2010;51(7):3502-8.

94. Kirsch RE, Samet P, Kugel V, Axelrod S. Electrocardiographic changes during ocular surgery and their prevention by retrobulbar injection. AMA Archives of Ophthalmology 1957; 58:348-56.

95. Knox PJ, Simmers AJ, Gray LS, Cleary M. An exploratory study: Prolonged periods of binocular stimulation can provide an effective treatment for childhood amblyopia.Invest Ophthalmol Vis Sci 2012;53:817–24.

96. Kothari M, Bhaskare A, Mete D, Toshniwal S, et al. Evaluation of central, steady, maintained fixation grading for predicting inter-eye visual acuity difference to diagnose and treat amblyopia in strabismic patients. Indian J Ophthalmol 2009;57(4):281-4

97. Koklanis K, AbelL A,Aroni R.Psychosocial impact of amblyopia and its treatment: A multidisciplinary study. Clin Exp Ophthalmol 2006; 34:743-50.

98. Kratz KE, Spear PD. Effects of visual deprivation and alterations in binocular competition on responses of striate cortex neurons in the cat. J Comparative Neurol 1976;170:141-51.

99. Krahe TE, Medina AE, de Bittencourt-Navarrete RE. Protein synthesis-independent plasticity mediates rapid and precise recovery of deprived eye responses. Neuron, 2005;48:329-343.

100. Krulwich R. Going Binocular: Susan's FirstSnowfall. June 26, 2006, at npr.org/templates/story/story.php?storyId=5507789

101. Kuai S-G, Zhang J-Y, Klein SA, Levi MM and Yu C. Rhythm is essential for perceptual learning contrast discrimination. Nature Neuroscience 2006;9:1186-92.

102. Kupfer C. (1957). Treatment of amblyopia ex anopsia in adults; a preliminary report of seven cases. Am J Ophthalmol 1957;43:918-922.

103. Kwon J, Kim SH, Cho YA. Postoperative stabilization of the strabismic angle in intermittent exotropia. Korean J Ophthalmol. 2012 Dec; 26(6):446-50. doi: 10.3341/kjo.2012.26.6.446. Epub 2012 Nov 12.

104. Lang SA, Van der Wal M. Death from the oculocardiac reflex (Letter). Can J Anaesth 1994;

105. Lang, J Management of microtropia. Br J Ophthalmol. 1974; 58:281-292.

106. Lee BJ, Kim SJ, Yu YS. Factors associated with the angle of exodeviation in patients with recurrent exotropia. Br. J. Ophthalmol. 2014 May 13. 304876. doi :10.1136/bjophthalmol-2014-304876.

107. Levi DM, Song S, Pelli D. Amblyopic reading is crowded. J Vis 2007;7:1-17.

108. Levi DM, Li RW. Improving the performance of the amblyopic visual system. Philos Trans R Soc Lond B Biol Sci 2009; 364: 399–407.

109. Levi DM, Li RW. Perceptual learning as a potential treatment for amblyopia: A mini-review. Vision Res. 2009; 49:2535–2549.

110. Levi DM, Polat U, Hu YS. Improvement in Vernier acuity in adults with amblyopia. Practice makes better. Invest Ophthalmol Vis Sci 1997; 38:1493–510.

111. Levi DM, Polat U. Neural plasticity in adults with amblyopia. Proc Natl Acad Sci USA 1996; 93:6830–4.

112. Levi DM,Klein SA.Vernier acuity, crowding and amblyopia. Vision Res 1985; 25:979–91.

113. Levi DM. (2005). Perceptual learning in adults with amblyopia: a reevaluation of critical periods in human vision. Developmental Psychobiology 46: 222–232.

114. Levi DM. Visual processing in amblyopia:human studies.Strabismus 2006;14:11–9.

115. Levi, DM. Removing the Brakes on Plasticity in the Amblyopic Brain. (Optom Vis Sci 2012;89:827–838

116. Levi DM, Klein SA, Chen I. What limits performance in the amblyopic visual system:seeing signals in noise with amblyopic brain.J Vis 2008;8(4):1-23.

117. Li R. W., Klein S.A, Levi D. M. (2008). Prolonged perceptual learning of positional acuity in adult amblyopia: Perceptual template retuning dynamics. Journal of Neuroscience 28, 14223-14229.

118. Li J, Thompson B, Deng D, et. al. Dichoptic training enables the adult amblyopic. 2013. Volume 23, Issue 8, pR308–R309, 22 April 2013.

119. Li J, Thompson B, Deng D, et. al. Does partial occlusion promote normal binocular function? Invest Ophthalmol Vis Sci 2012;53:6818-27.

120. Li RW, Provost A, Levi DM. Extended perceptual learning results in substantial recovery of positional acuity and visual acuity in juvenile amblyopia. Invest Ophthalmol Vis Sci. 2007; 48:5046–5051.

121. Li RW, Young KG, Hoenig P, Levi DM. Perceptual learning improves visual performance in juvenile amblyopia. Invest Ophthalmol Vis Sci 2005; 46:3161–8.

122. Li, J., et al. The role of suppression in amblyopia. Invest. Ophthalmol. Vis. Sci. 2001;52:4169-76.

123. Li RW, Ngo, C, Nguyen J, Levi DM. Video-game play induces plasticity in the visual system of adults with amblyopia. PloS Biol, 2011;9(8):e1001135.

124. Lions C, Bui-Quoc E, Seassau M, Bucci MP. Binocular coordination of saccades during reading in strabismic children. Invest Ophthalmol Vis Sci. 2013 Jan 21; 54(1):620-8.

125. LiuXY, ZhangT, JiaYL, WangNL, YuC.The therapeutic impact of perceptual learning on juvenile amblyopia with or without previous patching treatment. Invest Ophthalmol Vis Sci 2011; 52:1531–8.

126. Ludlam WM, Kleinman BI. The long range results of orthoptic treatment of strabismus. Am J Optom Arch Ame Acad Optom 1965;42:647–84.

127. Ludlam WM. Orthoptic treatment of strabismus. A study of one hundred forty nine non-operated, unselected, concomitant strabismus patients completing orthoptic training at the Optometric Center of New York. Am J Optom Arch Ame Acad Optom 1961;38:369–88.

128. Maino D. The number of placebo controlled, double blind, prospective, and randomized strabismus surgery outcome clinical trials: none! Optom Vis Dev 2011; 42 (3):134-136.

129. Mansouri B. Hess RF. The global processing deficit in amblyopia involves noise segregation. Vision Res 2006;46:4104-17.

130. Mansouri B, Thompson B, Hess RF. Measurement of supra thres hold binocular interactions in amblyopia. Vision Res. 2008;48:2775-84.

131. Maples WC. Visual Factors that significantly impact academic performance. Journal of Behavioral Optometry 2003; 74(1):35-49.

132. Maples WC. Handedness, Eyedness, Hand-Eye Dominance & Academic Performance. Journal of Behavioral Optometry Volume 13/2002/Number 4/Page 87-91.

133. McGee RWS, Simpson A, Silva PA. Stereoscopic vision and motor ability in a large sample of seven-year-old children. J Hum Movement Stud 1991; 13: 343–352.

134. McGraw AT, Webb PV Recovery of stereo acuity in adults with amblyopia. BMJ Case Reports 2011;doi:10.1136/bcr.07.2010.3143.

135. McKee SP, Levi DM, Movshon JA. The pattern of visual deficits in amblyopia. J Vis. 2003;3: 380–405.

136. Merabet, L.B.,Hamilton R., Sclang,J.D Swisher,Kiriakopoulous E.T.,Pitskel N.B.,Kauffmann T and Pacual Leone A..Rapid and reversible recruitment of early visual cortex for touch.PLoS One Avs.27:3 (8):e3046.2008

137. Mintz-Hittner HA, Fernandez KM. Successful amblyopia therapy initiated after age 7years:compliancecures.ArchOphthalmol2000; 118:1535–41.

138. Mitchell. A special role for binocular visual input during development and as a component of occlusion therapy for treatment of amblyopia. Restor Neurol Neurosci 2008; 26(4-5):425-34.

139. Mollon JD, Danilova MV. Three remarks on perceptual learning. Spat Vis 1996; 10:51–8.

140. Morishita H, HenschTK. Critical period revisited:impact on vision. Curr Opin Neurobiol 2008; 18:101–7.

141. Movshon JA, "Sensitive Periods in Visual Development. The New York Academy of Sciences September 24, 2007 Plasticity of Sensory Systems: Critical Periods Re-Examined.

142. National eye Institute.Reduced Daily Eye Patching Effectively Treats Childhood's Most Common Eye Disorder,USA,November 2003.

143. Niechwiej-Szwedo, Ewa ; Goltz, Herbert C;. Chandrakumar, Manokaraananthan ; Wong, Agnes M. F. The Effect of Sensory Uncertainty Due to Amblyopia (Lazy Eye) on the Planning and Execution of Visually-Guided 3D Reaching Movements. 2012;7(2):e31075.

144. Nixon, RB,Helvelston FM, et. al. Incidence of strabismus in neonates. Am. J Ophthalmol.1985 Dec 15; 100(6):798-801.

145. Ohlsson J, BaumannM,Abrahamsson M.Long term visual outcome in Amblyopia treatment. J.Pediatr Ophtalmol strabismus, 1990 Jan-febr;27(1);32-8 discussion 39

146. Palomo-Alvarez C, Puell MC. Binocular function in school children with reading difficulties. Graefes Arch Clin Exp Ophthalmol. 2010 Jun; 248(6):885-92.

147. Peddle A, Han E, Steiner A. Vision therapy for basic exotropia in adults: 2 case studies. Optometry. 2011 Aug; 82(8):467-74.

148. Pescosolido N, Stefanucci A, Buomprisco G, Fazio S. Amblyopia Treatment Strategies and New Drug Therapies. J Pediatr Ophthalmol Strabismus 2014;51 (2):78-86.

149. Pia Agervi and Maria Nilsson and Lene Martin Foveal function in children treated for amblyopia. Acta Ophthalmol. 2010 Mar;88(2):222-6

150. Polat U, Ma-Naim T, Belkin M, Sagi D. Improving vision in adult amblyopia by perceptual learning. Proc Natl Acad Sci USA 2004; 101:6692–7.

151. Polat U, Ma-Naim T, Spierer A. Treatment of children with amblyopia by perceptual learning. Vision Res 2009; 49 :2599–603.

152. Polat U. Levi DM. Neural plasticity in adults with amblyopia. Proceedings of the National Academy of Sciences, 1996;93:6830–34.

153. Polat U. Restoration of underdeveloped cortical functions: evidence from treatment of adult amblyopia. Restor Neurol Neurosci 2008; 26:413–24.

154. Polat U., Ma-Naim T, Belkin M, Sagi D. Improving vision in adult amblyopia by perceptual learning. Proceedings of the National Academy of Sciences, 2004;101:6692-7.

155. Ponson by and Smith, et. al. Poor Stereoacuity Among Children With Poor Literacy: Prevalence and Associated Factors. Optom Vis Sci 2013;90:75-83.

156. Press, L. Is Eye Patching Quackery? The Vision Help Blog, 2013

157. Press, L. Applied Concepts in Vision Therapy. St. Louis:Mosby 1977.

158. Press, L. Is The Amblyopia Eye Learning Disabled? The Vision Help Blog, 2013.

159. Press, L. Amblyopia Therapy: A Resurrection.The Vision Help Blog, 2013.

160. Press, L. Right For The Wong Reasons.The Vision Help Blog, 2013.

161. Procianoy, E; Procianoy, L; Procianoy, L Results of amblyopia treatment with levodopa associated with occlusion therapy. Arq Bras Oftalmol. 2004; 67(5):717-20.

162. Przekoracka A, Nawrot P, Michalak KP. Impared body balance control in adults with strabismus. Elsevier 2014

163. Rahi J, Logan S, Timms C, Russell-Eggitt I, Taylor D. Risk, causes, and outcomes of visual impairment after loss of vision in the non-amblyopic eye: A population-based study. Lancet 2002; 360(9333): 597–602.

164. Rahi JS, Logan S, Borja MC, Timms C, Russell-Eggitt I, Taylor D. Prediction of improved vision in the amblyopic eye after visual loss in the non-amblyopic eye. Lancet 2002; 360(9333): 621–622.

165. Ram-Tsur R, Faust M, Caspi A, Gordon CR, Zivotofsy AZ. Evidence for ocular motor deficits in developmental dyslexia: Application of the double-step paradigm. Inv Ophthalmol Vis Sci 2006; 47:4401-09.

166. Ramachandran VS. Perceptual Correlates of Neural Plasticity in the Adult Human Brain. In: Early Vision and Beyond, Papathomas T. Editor. Cambridge MIT Press/Bradford Books.1995, 227-47.

167. Ratey J, User Guide to the Brain. Vintage Books, 2002.

168. Risovic DJ, Misailovic KR, Eric-Marinkovic JM, Kosanovic-Jakovic NG, et al. Refractive errors and binocular dysfunctions in a population of university students. Eur J Ophthalmol. 2008;18(1):1-6.

169. Romano P. A case of acute loss binocular vision ans stereoscopic depth perception. Binocul Vis Strabismus Q 2003;18(1):51-5.

170. Rowe FJ, Noonan CP. Botulinum toxin for the treatment of strabismus. Cochrane Database of Systematic Reviews 2012, Issue 2.

171. Ruedemann, AD. Foveal Coordination and the Learning Process Chairman's address, Section on Ophthalmology, American Medical Association, Chicago, June 12, 1956. Kresge Eye Institute Bulletin, 1957;8(1):4-10.

172. Sacks O, The Mind´s Eye. Pan McMillan, 2010.

173. Sacks O, Stero Sue.The New Yorker (June 19):6473

174. Sagi D. Perceptual learning in vision research. Vision Res 2011; 51: 1552–66.

175. Saladin, J. The Barometer of Binocularity and Visual Function. Borish: Chapter 21:Clinical Refraction, 2006.

176. Sale A, Maya Vetencourt JF, Medini P, Cenni MC, et al. Environmental enrichment in adulthood promotes amblyopia recovery through a reduction of intracortical inhibition. Nat Neurosci 2007; 10:679–81.

177. Sasaki Y, Nanez JE, Watanabe T. Advances in visual perceptual learning and plasticity. Nat. Rev. Neurosci. 2010;11:53-60.

178. Scheiman M, Mitchell GL, Cotter S, et al. A randomized clinical trial of treatments for convergence insufficiency in children. Arch Ophthalmol. 2005;123(1):14-24.

179. Scheiman MM, Hertle RW, Beck RW, et al. Randomized trial of treatment of amblyopia in children aged 7 to 17 years. Arch Ophthalmol. 2005; 2005;123(4):437–447.

180. Selenow A, Ciuffreda KJ. Vision function recovery during orthoptic therapy in an adult esotropic amblyope. J Am Optom Assoc. 1986; 57(2):132–140.

181. Selenow A, Ciuffreda KJ. Vision function recovery during orthoptic therapy in an exotropic amblyope with high unilateral myopia. Am J Optom Physiol Opt. 1983; 60(8):659–666.

182. Shibata K, Kawato M, Watanabe T, Sasaki, Y. Monocular deprivation boosts long-term visual plasticity. Curr. Biol. 2012;22,:R291–R292.

183. Shokida F, Eleta M, Sidelnik M, Gabriel J. Is one eye better than two in strabismus? Or does the misaligned amblyopic eye interfere with binocular vision? A preliminary functional MRI study. Binocul Vis Strabismus Q. 2009; 24(4):222-7.

184. Singman E, Matta N, Tian J, Silbert D. Association Between Accommodative Amplitudes and Amblyopia Strabismus. Jun 2013; 21(2):3109/09273972.2013.786737. [PubMed].

185. Simmers, AJ, Gray, LS, Cleary, M. Effective treatment for childhood amblyopia. Restor Neurol Neurosci. 2008;26(4-5):425-34.

186. Simon JW. Complications of strabismus surgery. Curr Opin Ophthalmol 2010, 21:361–366

187. Simonsz HJ, Eijkemans MJ. Predictive Value of age, angle and refraction on rate of reoperation and rate of spontaneous recovery in Infantil Esotropia. Strabismus 2010; 18(3) 87-97.

188. Sireteanu R, Fronius M, Singer W. Binocular interaction in the peripheral visual field of humans with strabismic and anisometropic amblyopia. Vision Research, 1981;21:1065-74.

189. Smith GD, Rychwalski PJ, Shatford RA.Convergence insufficiency: A treatable cause of problems in microsurgery. Microsurgery. 2005;25(2):113-117

190. Stifter E, Burggasser G, and Radner W. Monocular and binocular reading performance in children with microstrabismic amblyopia. Br J Ophthalmol. 2005 Oct; 89(10):1324-9.

191. Sorenson EJ, Gilmore JE. Cardiac arrest during Strabismus surgery. Am J Opththalmol 1956; 41:748-52.

192. Stifter E., Burggasser G, and Radner M.Monocular and binocular reading performance in children with microstrabismic Amblyopia.Br.J. oct 2005;89(10):1324-1329

193. Suomen Akatemia (Academy of Finland). (2014, February 5). Links explored between physical activity, learning. Science Daily. Retrieved April 14, 2014.

194. Suttle CM, Melmoth DR, Finlay AL, Sloper JJ. Eye–Hand Coordination Skills in Children with and without Amblyopia. Invest Ophthalmol Vis Sci. 2011 March; 52(3): 1851–1864.

195. Suttle , Active treatments for amblyopia: A review of the methods. Clinical and and evidence base. Exp Optom 93.5 September 2010.

196. The Pediatric Disease Investigator Group. (2004). Risk of amblyopia recurrence after cessation of treatment. Journal of AAPOS, 8, 420-428.

197. The Pediatric Eye Disease Investigator Group. A Randomized Trial of Increasing Patching for Amblyopia. American Association for Pediatric Ophthalmology and Strabismus, April 3–7, 2013, Boston, Massachusetts. Volume 120, Issue 11 , Pages 2270-2277, November 2013.

198. The study was conducted by the Pediatric Eye Disease Investigation Group (PEDIG). A randomized trial of atropine vs patching for treatment of moderate amblyopia in children. Arch Ophthalmol 2002; 120(3): 268–278.

199. Thompson B, Mansouri B, Koski L, Hess RF. Brain plasticity in the adult: modulation of function in amblyopia with rTMS. Curr Biol 2008; 18: 1067–71.

200. Thompson, B., Hansen, B.C., Hess, R.F. and Troje, N.F. Amblyopic perception of biological motion J Vis. 2008 Apr 23; 8(4):22.1-14. doi: 10.1167/8.4.22

201. Tommila V, Tarkkanen A. Incidence of loss of vision in the healthy eye in amblyopia. Br J Ophthalmol 1981; 65(8): 575–577.

202. Vereecken EP, Brabant P. Prognosis for vision in amblyopia after the loss of the good eye. Arch Ophthalmol 1984; 102: 220–4.

203. Vergara Giménez Pilar. Is your Child Intelligent but Underachieving? 2008.

204. Von Noorden, G.Binocular vision and ocular motilityThe C.V Mosby company.1990

205. Von Noorden, GK. Binocular Vision and ocular motility-theory and management of strabismus, 2nd edition, CV Mosby, ST.Louis, 1980. Ch. 10, Etiology of heterophoria and heterotropia, page 150-1.

206. Webber AL, Wood JM, Gole GA, Brown B. Effect of amblyopia on self-esteem in children. Optom Vis Sci 2008; 85: 1074–81.

207. Webber, A.L. & Wood, J. Amblyopia: prevalence, natural history, functional effects and treatment. Clin. Exp. Optom. 88, 365-375 (2005).

208. Wick B, Wingard M, Cotter S, et al. Anisometropic amblyopia: is the patient ever too old to treat?Optom Vision Sci. 1992;69(11):866–878.

209. Willows DM. A framework for understanding learning difficulties and disabilities. In: Garzia RP, ed.: Vision and reading. St. Louis: Mosby; 1996:229-47.

210. Willows DM, Kruk RS, Corcos E. Are there differences between disabled and normal readers in their processing of visual information? In: Willows DM, Kruk RS, Corcos E, eds: Visual processes in reading and reading disabilities. Hillsdale: Lawrence Erlbaum; 1993:265-85.

211. Dusek W, Pierscionek BK, McClelland JF. A survey of visual function in an Austrian population of school-age children with reading and writing difficulties. BMC Ophthalmol. 2010; 10: 16. Published online 2010 May 25. doi: 10.1186/1471-2415-10-16

212. Dixon-Woods M, Awan M, Gottlieb I. Why is compliance with occlusion therapy for amblyopia so hard? A qualitative study. Arch Dis Child. 2006;91(6):491-4.

213. Xiao LQ, Zhang JY, Wang R, Klein SA, Levi DM, Yu C. Complete transfer of perceptual learning across retinal locations enabled by double training. Curr Biol 2008; 18:1922–6.

214. Xu JP, He JJ, Ooi TL. Effectively reducing sensory eye dominance with a push-pull perceptual learning protocol. Current Biology, 2010;20:1864-8.

215. Xu JP, He ZJ, Ooi TL. A binocular perimetry study of the causes and implications of sensory eye dominance. Vis. Res. 2011;51:2386-97.

216. Yalcin E, Balci O. Efficacy of perceptual vision therapy in enhancing visual acuity and contrast sensitivity function in adult hypermetropic anisometropic amblyopia. Clin Ophthalmol. 2014;8:49-53

217. Zhang JY, Zhang GL, Xiao LQ, Klein SA, Levi DM, Yu C. Rule- based learning explains visual perceptual learning and its specificity and transfer. J Neurosci 2010; 30:12323–8.

218. Zhao J, MD; Lam D SC, MD;et al. Randomized controlled trial of patching vs acupuncture for anisometropic amblyopia in children aged 7 to 12 years. Arch Ophthalmol. 2010; 128(12):1510-17.

219. Zhou Y, Huang C, Xu P, et al. Perceptual learning improves contrast sensitivity and visual acuity in adults with anisometropic amblyopia. Vision Res. 2006; 46:739–750.

附录一

常见问题

问：哪些专业人士可以为孩子做视觉检查？

答：最好咨询专业从事儿童双眼视功能的医生，尤其是从事视觉训练的眼视光医生。

问：眼视光医生与眼科医生有什么区别？

答：在视觉健康领域，眼视光医生和眼科医生是两类完全不同的专业人士。他们在视觉障碍治疗，尤其是儿童治疗方面，专业知识和经验差异很大。

眼科医生：专门治疗眼部疾病，进行眼科手术，他们工作也包括验光和配镜。

眼视光医生：经过认证的专业人士，使用框架眼镜、隐形眼镜等无创手段诊断和治疗屈光不正以及其他视功能异常。

行为眼视光医生（也称视觉发育眼视光医生、视觉训练眼视光医生和视觉康复眼视光医生）：是经过认证的专业人士，他们使用特殊眼镜、隐形眼镜、棱镜、光学薄膜和视觉训练等手段诊断和治疗视觉发育问题、视觉认知问题、学习困难相关的视功能障碍，以及斜视、弱视等。

问：如果我的视力下降是由疾病引起，应该怎么治疗？

答：部分患者由于眼睛或视觉通路结构受损，视力无法恢复。但是，视觉训练可以帮助患者减轻症状，最大程度利用残余视觉。

当患有眼部疾病或患者只有单眼视力时，最好配戴聚碳酸酯眼镜，因为这种镜片最安全。当接触有毒物质、进行球类运动、驾驶车辆时，应小心谨慎，在户外配戴墨镜，采取这些预防措施可以减少健康眼受伤概率。

问：孩子进行斜视手术是否能建立双眼视功能？

答：我们是通过学习和经验累积，建立双眼视觉和立体视，手术无法保证达到这个效果。事实上，手术结果令人失望。

问：斜视手术安全吗？

答：这个问题应该问斜视手术医生，但是，我个人认为，进行任何手术前，患者都必须充分了解，手术过程中以及手术后可能出现的风险。此外，患者通常需要进行多次斜视手术，每次手术都伴随一系列潜在风险。斜视手术是全身麻醉的大手术，最新研究显示，全身麻醉对婴幼儿有潜在负面作用，这些影响在后期发育中会逐渐显现，包括学习问题、语言交流障碍和认知缺陷。本书之前章节也讨论过斜视手术的许多其他潜在负面作用。

问：如果遮盖不是最好或最有效的治疗方法，为什么许多专业人士仍在使用？

答：正如我在本书反复提到，遮盖从 18 世纪就开始使用，一旦习惯养成，哪怕是一个坏习惯也很难改变。成人大脑神经可塑性这一观点，花费了几十年，人们才逐渐接受。许多勇敢的男士和女士终其一生捍卫新观点，这些观点刚开始似乎难以相信，但现在已经为客观数据所证实。变化非常缓慢，人们需要克服强大阻力才能迎来改变。

写作本书的目的，是要尽我所能去传播这些新知识。我们应该抛弃过时的治疗方法，用新方法取而代之。我们必须克服旧观念，比如斜弱视治疗有年龄限制、全天遮盖和斜视手术是治疗斜弱视最好方法。

问：是否所有弱视患者都可以提高视力？是否有年龄或其他限制？

答：每位患者病情不同，需要分别对待，然而，年龄不是限制因素，同时，越早治疗，完全康复概率越大。如果视力降低仅仅是神经功能问题，眼睛本身或视觉通路本身没有器质性病变，视力应该可以部分或完全恢复。

问：儿童不能配戴隐形眼镜，这个说法对吗？

答：不对，这是谣言。没有任何证据支持这个说法，有大量儿童在配戴隐形眼镜。许多情况下，隐形眼镜为治疗提供了良好基础，没有它们，治疗就不可能成功。

问：哪里可以找到从事视觉训练的眼视光医生？

答：最好找一位高水平的视觉训练眼视光医生，就像治疗了苏珊•巴里博士的女医生，即使距离远些，也关系不大。世界各地有许多眼视光医生从事视觉训练。

问：多次斜视手术是否影响视觉训练预后？是否可能建立双眼视和立体视？

答：手术干预后，眼睛不是处于自然状态，预后可能变差。我们无法判断神经与肌肉的连接如何被手术改变，同时也不清楚是否存在瘢痕或粘连。有时，患者术后会出现与术前不同的眼位偏移，包括相反的偏移、垂直偏移和旋转偏移。不过，任何年龄的术后患者，视觉训练都可以成功。苏珊•巴里博士共接受过 3 次斜视手术，但双眼视功能并没有恢复，直到她 48 岁进行视觉训练后才建立立体视。

问：没有立体视的患者如何估算距离？

答：正如之前章节所讨论，通过单眼线索，有很多方式可以估算距离，这些单眼线索包括：物体遮挡、阴影、透视和运动视差。苏珊•巴里博士在她的书中解释了这些单眼线索。

问：双眼视功能低下，是否会影响运动表现？

答：双眼视功能确实会影响运动表现，影响程度取决于运动种类，例如，对于棒球运动，双眼视功能的质量会极大影响运动表现。这同样适用于足球、橄榄球、篮球、排球、高尔夫、体操以及任何需要精确追踪球的轨迹，计算速度和距离，手眼高度协调和精准空间定位的运动。像足球和橄榄球这样的运动，对球场整体分析，对身体快速反应，对同时监控外围、面前状况的能力要求很高。视功能不良的人在参加体育运动时，很难发挥最大潜力。良好的视觉功能（不只是视力）对运动员取得优秀成绩至关重要，视觉功能最大限度发挥作用时，能极大增强运动表现。

问：婴儿是否可以检查双眼视功能？

答：可以，通过调整测试方法，采用探测设备，完全可以客观衡量婴儿的双眼视功能，而不需要婴儿告诉我们他或她看到的内容。婴儿视功能检查应由儿科视功能专业人员进行，他们使用的检查方法进行过调整，结果分析也与成人检测有所不同。

如果有医生告诉家长，孩子太小或不认识字母而无法进行视功能检查，家长应该考虑更换医生。

问：为什么在遮盖时视力提高，停止后视力又下降？

答：当将遮盖作为弱视治疗的唯一方法时，这种现象很常见。还记得“双胞胎兄弟”的比喻吗？戴上眼罩时，就像把“恶霸哥哥”赶出了房间，这样弱小的弟弟就可以和妈妈（大脑视皮质）交流，而不受哥哥干扰，这时，弱视眼视力往往会提高。在停止遮盖后，“恶霸哥哥”再次回来，盖住“弱小弟弟”的嘴，阻止弟弟说话（这就是所谓的抑制）。打破这个循环的唯一方法就是更换治疗方式，消除双眼竞争，并结合脱抑制、融合和立体视训练。

问：视觉训练后，是否也会发生视力回退？

答：不会！如果治疗得当，患者建立立体视，则改善的视力将不会回退。对完成视觉训练患者的长期随访证实了上述结论。在视觉训练建立新的神经通路，建立双眼视和立体视后，即使治疗结束很长时间，视力和视功能都不会下降。

问：斜视或弱视是否会影响学习？

答：会。有些患者学习没有受到影响，通常是因为孩子进行了所谓“感官适应”，也就是说，通过适应异常状况，视觉系统尽可能发挥最大功能，避免影响学习。对很多患者，就像我之前章节所述，双眼竞争异常会造成很多问题，尤其会影响阅读和书写。即使孩子智力优秀，如果视觉系统被干扰，学习也会受到负面影响。

此外，孩子需要花费额外精力去应付眼睛聚焦问题，这会让孩子无法集中注意力。孩子可能会重影，抑制一只眼睛，跳过或忽略某些单词，单词或字母可能看起来在飘动或抖动或者颜色发生改变。这些都会使孩子无法理解阅读内容，上述症状会将学习变成折磨。

问：既然“坏”眼没有使用，为什么还会出现症状？

答：就像我之前的解释，弱视是双眼问题，尽管只有单眼视力下降，但双眼都受到影响。患者停用一只眼睛，而另一只眼视力正常，但是，这些并不能保证其他视功能也正常。

问：对于斜视患者或者非斜视性弱视患者，视觉训练需要多长

时间?

答：患者病情不同，时间会有差别，而且，每个诊所情况也有区别。一般来说，进行全面视觉训练，弱视患者需要 6 个月到 1 年，斜视患者需要 1 年到 1 年半。当然，这只是估算，具体时间取决于患者病情、积极性、持续性以及家庭训练。

附录二

词　汇　表

调节： 指眼睛聚焦的过程，为大脑提供足够清晰的图像信息。以下状况可激发调节过程，包括模糊的视网膜图像，对邻近目标的感知以及近距离观察物体。

弱视： 指非疾病、外伤或病理原因造成的中心视力降低，而且无法通过传统屈光手段（框架眼镜或隐形眼镜）进行矫正。根据丘弗达研究，弱视患者双眼竞争异常，导致适应性大脑视觉中枢抑制，引发弱视眼视力下降以及眼球控制、注视、调节、空间速度感知等视功能降低。

斜视角（偏移角）： 斜视眼视轴（或视线）与正常眼视轴（或视线）之间的夹角。斜视角越大，外观就越明显。

物像不等： 指双眼看到的图像大小或形状，有明显不同。

屈光参差： 双眼屈光度数不等，也就是说，双眼近视、远视或散光程度不同，会造成双眼接收图像大小不同，导致视疲劳、抑制、复视以及其他双眼视觉问题。

散光： 指光线经过眼睛屈光系统，无法聚焦到眼球后方同一位置，散光可通过柱镜补偿。

注意缺陷（ADD）/ 注意缺陷多动障碍（ADHD）： 神经发育类缺陷，表现为过度活跃、行为冲动或难以保持注意力。一般在 6～12 岁之间开始出现症状，持续时间超过 6 个月以上方可确诊。

行为视光学： 专业视光学的扩展领域，使用综合手段来治疗视觉和视觉信息处理缺陷，强调全面使用镜片、棱镜、光学薄膜和视觉训练，改善患者大脑对眼睛和视觉的控制，而不是简单通过配镜来补偿视力缺陷。

双眼视差：由于双眼处于脸部不同位置，所以同一物体，投射到双眼视网膜的位置也会不同，从而产生双眼视差。双眼视差是立体视及深度视觉的必要条件。

双眼视：指大脑协调控制双眼，使双眼图像融合成单一图像的功能。

睑痉挛：眼睑的眼轮匝肌痉挛。

盲点：视神经穿出视网膜的区域，该区域没有光感受器，因此没有视觉感知能力。

眼球旋转（旋转斜视）：单眼或双眼垂直眼轴发生旋转的斜视。通常是手术干预（斜视手术）的结果，会给视觉训练造成很大困扰。

接触镜（隐形眼镜）：一种小型人工合成镜片（软或硬），贴附在角膜前表面，可以替代框架眼镜，矫正近视、远视、散光等屈光不正。

集合不足：双眼视觉系统神经肌肉和感官异常。其特征是看近时，双眼同时内转能力不足或双眼难以维持内转状态。

角膜：眼睛前部的透明结构。

关键期：在发育特定阶段，器官对外界刺激非常敏感，以便建立相应组织功能。过去学术界认为，如果器官在这个时期没有得到适当刺激，那么，组织功能建立便会产生困难，甚至变得不可能。最近，学术界开始用敏感期来代替关键期，因为这一时期虽然敏感，但并不关键。大脑神经可塑性贯穿人的一生，在任何年龄，组织功能都可以部分或完全建立。

复视：指同一物体，看起来有两个图像。

懒惰眼：英文中弱视眼的俗称，但研究表明，弱视眼并不“懒惰”。继续使用该词汇，会导致误解，甚至影响治疗。

运动视差：在真实世界中，观察者（眼睛、头部或身体）的移动，引起被观察物体相对位置发生变化，称为运动视差。视差是深度视觉重要线索，观察者通过视差，可以确定物体间相对距离。

运动发育：指婴儿建立执行复杂任务的能力，包括全身、四肢、双手和眼球运动控制、灵活程度、熟练程度、探索和理解能力。三类主要运动技能，是指简单运动、图像运动和精细运动。

神经元：是大脑神经系统特殊细胞。神经元之间以及神经元与器官之间，通过化学信号和电信号，快速交流传递信息。神经元帮助大脑不同区域以及大脑与身体之间，相互通讯。

大脑神经可塑性：大脑通过强化神经通路或者形成新的神经连接，从而实现大脑自我重组，这个过程贯穿人的一生。

遮盖：使用眼罩和光学薄膜，遮挡一只眼视线。遮盖有多种形式，包括全天遮盖、短时遮盖、压抑膜遮盖、双鼻侧遮盖、双颞侧遮盖以及点状遮盖。

眼视光医学：需要执照的医疗健康领域，涉及眼睛健康、视觉健康、视觉系统以及视觉信息处理。眼视光医生使用镜片、棱镜、光学薄膜、遮盖和视觉训练，帮助患者康复。

周边视觉：来自黄斑中心凹以外区域的视觉。

棱镜：可以折射光线的光学产品。

棱镜适应检查（PAT）：在眼睛前面放置一个棱镜，用来补偿斜视角度，观察大脑是否可以融合双眼图像。棱镜一般配戴 1~3 天，最长 1 个星期，如果大脑可以融合双眼图像，那么手术成功概率相对较高。如果大脑无法融合双眼图像，那么手术预后很差。斜视手术前，应进行此项检查。

上睑下垂：上眼睑下垂，遮挡眼睛。

屈光手术：矫正视力的激光手术。

感官融合：来自双眼不同的视网膜图像，经过大脑加工，融合成单一图像。

立体视：由于双眼视网膜视差，而感知到视觉深度的现象。双眼在脸部处于不同位置，看到的图像会有细微区别，大脑将两幅图像融合，产生三维立体视觉。

斜视（斜眼、斗鸡眼）：双眼无法同时黄斑注视，双眼视轴不能同时指向相同目标。

抑制：当双眼同时受到刺激，大脑视觉中枢主动（非被动）忽略一只眼图像，以避免复视。

斜颈：颈部肌肉异常收缩，导致颈部扭曲和头部位置异常。

大脑视觉中枢：位于枕叶大脑皮质，负责处理视觉信息。

视觉诱发电位：光刺激时，测量到的大脑视觉中枢电位。

视野：视觉所及范围。单眼视野，指一只眼看到的全部空间范围。双眼视野，指双眼所见叠加，双眼视野大于单眼视野。

视觉训练：经过全面视觉检查，如果患者病情适合视觉训练，医生应开具相应处方。

具体训练项目取决于检查结果、患者需求以及相应症状。视觉训练通过镜片、棱镜、光学薄膜、遮盖、专用仪器和计算机训练项目，来恢复和增强视觉功能和日常表现。视觉训练已被证实，可用于以下情况的康复治疗，包括弱视、斜视、眼球运动控制异常、聚焦障碍、集合不足、学习相关视功能障碍、注意力缺陷、脑损伤引发的视功能障碍、运动员视功能强化。

附录三

视功能检查报告示例

视功能检查报告

姓名：________________________________

年龄：________________________________

性别：________________________________

检查日期：____________________________

视功能检查报告

1. 视觉敏感度（视力）

指视力清晰程度，眼睛在一定距离处分辨物体大小形状的能力。

视觉敏感度不体现获得清晰视力是否费力、双眼是否协调，也不反映双眼获取视觉信息的能力。

视觉敏感度影响是否可以看清黑板、电影、电视、视力表等。

裸眼视力：（5m）右眼________ （40cm）右眼________

左眼________ 左眼________

双眼________ 双眼________

矫正视力：（5m）右眼________ （40cm）右眼________

左眼________ 左眼________

双眼________ 双眼________

2. 屈光状态（验光）

检查眼睛是否存在近视、远视或散光。

眼部屈光状态与视力发育、环境压力及遗传因素有关。

屈光状态影响视力清晰程度或者影响获得清晰视力的费力程度。

电脑验光：右眼________________________________

左眼________________________________

主觉验光：右眼________________________________

左眼________________________________

3. 调节（聚焦能力）

指在保持视力清晰的条件下，眼睛聚焦由近处移到远处或者由远处移到近处的能力，以及眼睛在固定距离持续聚焦的能力。

双眼快速自如的聚焦能力直接影响学习效率和运动表现。阅读和书写等活动需要双眼持续聚焦在近处；将黑板内容抄写到笔记本上需要双眼快速高效的聚焦变换。聚焦能力也与长时间维持视觉注意力密切相关。

聚焦能力不足可导致：完成作业时间过长、抄写黑板内容过慢、注意力不集中、近距离学习困难、视力模糊、阅读头痛及视疲劳、阅读理解能力下降。

调节灵敏度

右眼________cpm

左眼________cpm

双眼________cpm

正常值：12cpm 以上。

双眼融像能力

BO 破裂点________　　BI 破裂点________

BO 恢复点________　　BI 恢复点________

正常值：BO 破裂点>20，BO 恢复点>16，BI 破裂点>10，BI 恢复点>6。

注视视差

____

正常值：不存在。

4. 眼球运动控制能力

指双眼快速、准确从一处移到另一处的能力（扫视）以及双眼平稳追踪移动物体的能力（追随）。

人们阅读时，需要极高水平的眼球运动控制精度。无论是改变眼睛聚焦还是眼睛追踪移动物体，眼球运动控制都需要非常精确，而且双眼要同时控制。这些都要求眼球运动肌肉群的控制高度协调。

眼球运动控制能力低下可表现为：阅读时借助笔或手指，阅读或者抄写黑板时丢字丢词，阅读时头部转动。

扫视________

正常值：正确率 80% 及以上。

追随________

正常值：正确率 80% 及以上。

运动视野

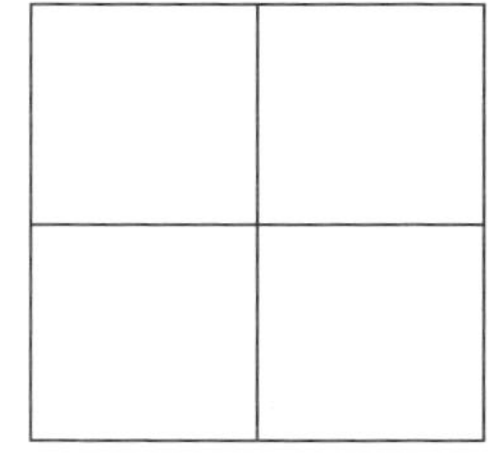

5. 双眼协调（双眼协同能力）

指双眼准确同步工作的能力，使用双眼时需要就像一只眼一样。双眼协同能力与聚焦能力、眼球运动控制能力密切相关。

双眼协同能力低下可导致：复视、空间深度感降低、手眼协调能力差、无法持续近距离学习、频繁眨眼、字迹潦草、阅读能力下降。

WORTH 4 点检查

☐融像，看到 4 点，双眼图像落在视网膜对应点

☐抑制，看到 2 点，说明左眼抑制，仅用右眼看

☐抑制，看到 3 点，说明右眼抑制，仅用左眼看

☐复像，看到 5 点，双眼图像没有落在视网膜对应点上

正常值：看到 4 点。

6. 注视性质

正常情况下，注视性质为中心注视，即黄斑中心凹的视觉方向。

注视性质检查对弱视患者的预后及指导治疗有重要的临床意

义。中心注视是弱视患者获得标准视力的基础，如果不能转变为中心注视，视力进步的可能性很小。

注视点离黄斑中心凹越远，弱视眼的视力越差。

□稳定性　□不稳定性

正常值：稳定性。

□黄斑中心凹注视

□旁中心凹注视

□旁黄斑注视

□周边注视

正常值：黄斑中心凹注视。

7. 立体视（3D 视力）

指在三维空间中，双眼准确判断物体位置的能力。

立体视是双眼视觉的最高级功能，与日常生活密切相关。正常的立体视帮助我们对空间、深度和位置有准确的感知。

日常活动如上下台阶、往水杯里倒水、开车、打球，甚至伸手与别人握手，都严重依赖立体视觉，外科医生、建筑师、运动员、飞行员等许多职业对立体视要求极高。

立体视能力低下会导致：动作笨拙、手眼协调差、书写潦草等。

近距立体视（40cm）________"

远距立体视（3m）________"

变距立体视________"

正常立体视范围：小于 60"。

8. 视觉记忆

指双眼在最短时间内，获取最多视觉信息的能力。

视觉记忆对学习至关重要，大到阅读理解，小到抄写黑板，都高度依赖视觉记忆。

阅读时有些人感觉需要大声读出来，这表明可能存在视觉记忆低下，因为这些人试图借用听觉记忆来补偿视觉记忆的不足。

等级________

正常值：等级 4 以上。

9. 隐斜检查（眼位）

正常情况下，眼位为正位。在没有双眼融像需求时，双眼视线没有保持平行，称为隐斜。小角度的隐斜是正常的。但大角度的隐斜可能发展成斜视，需引起注意。

□水平　近________　　远________

□垂直　近________　　远________

正常值：<4ESO 或<6EXO 或<1.0D hyper。

10. 双眼不等像

正常情况下，不存在双眼不等像。如果双眼不等像，会干扰双眼图像融合，可能引发大脑视觉抑制。

□有

□无

正常值：无。

11. 旋转隐斜

正常情况下，不存在旋转隐斜。当眼部斜肌麻痹或力量不足时，会出现旋转隐斜。

□有

□无

正常值：无。

55检